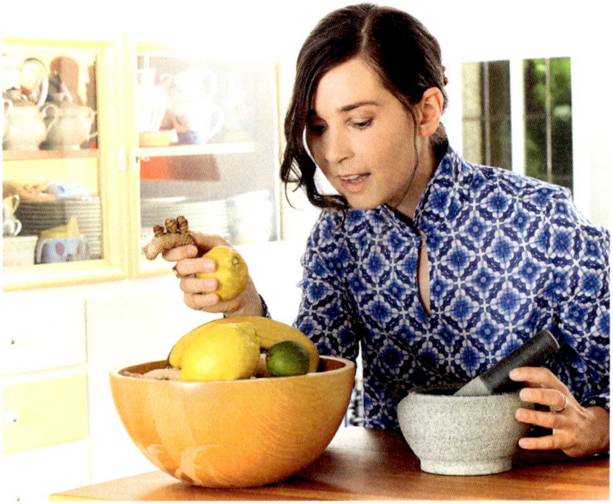

Eva Staubach-Friedrichs ist Heilpraktikerin in eigener Praxis in Wuppertal. Lebenswege sind nicht immer gradlinig: aufgewachsen in einem Heilpraktikerhaushalt, von Kindheit an mit Naturheilwissen und Heilkräutern umgeben, entschied sie sich jedoch für ein Maschinenbaustudium. Da aber der Wunsch nach »helfen und heilen« zu groß wurde, absolvierte sie nebenberuflich die Ausbildung zum Heilpraktiker und arbeitet seitdem in der Praxis ihres Vaters mit. Thermomix und natürliche Heilmittel – das passt für sie einfach ideal zusammen. Ihre besten Rezepte für die ganze Familie sind in diesem Buch zu finden.

Zeit für mich

Wir geben Ihnen nicht nur tolle Rezepte an die Hand – sondern schenken Ihnen auch noch Zeit für sich! Das Herz-Icon zeigt Ihnen an, wie lange Sie die Beine hochlegen oder ein Tässchen Kaffee genießen können, während der Thermomix für Sie arbeitet.

THERMOMIX QUEEN

Werden Sie die Queen in Ihrer Küche – die Krönchen bei den Rezepten zeigen Ihnen den Schwierigkeitsgrad an: von ganz unkompliziert ♛ bis etwas anspruchsvoller ♛♛♛.

Die Rezepte in diesem Buch wurden mit dem TM 31 entwickelt – sie funktionieren aber mit den gleichen Mengenangaben auch im TM 5!

EVA STAUBACH-FRIEDRICHS

Hausmittel

Salben, Wickel & Tinkturen

GESUNDHEIT AUS DEM THERMOMIX®

TRIAS

Natürliche Hausapotheke aus dem Thermomix

Die Rezepte

Extras

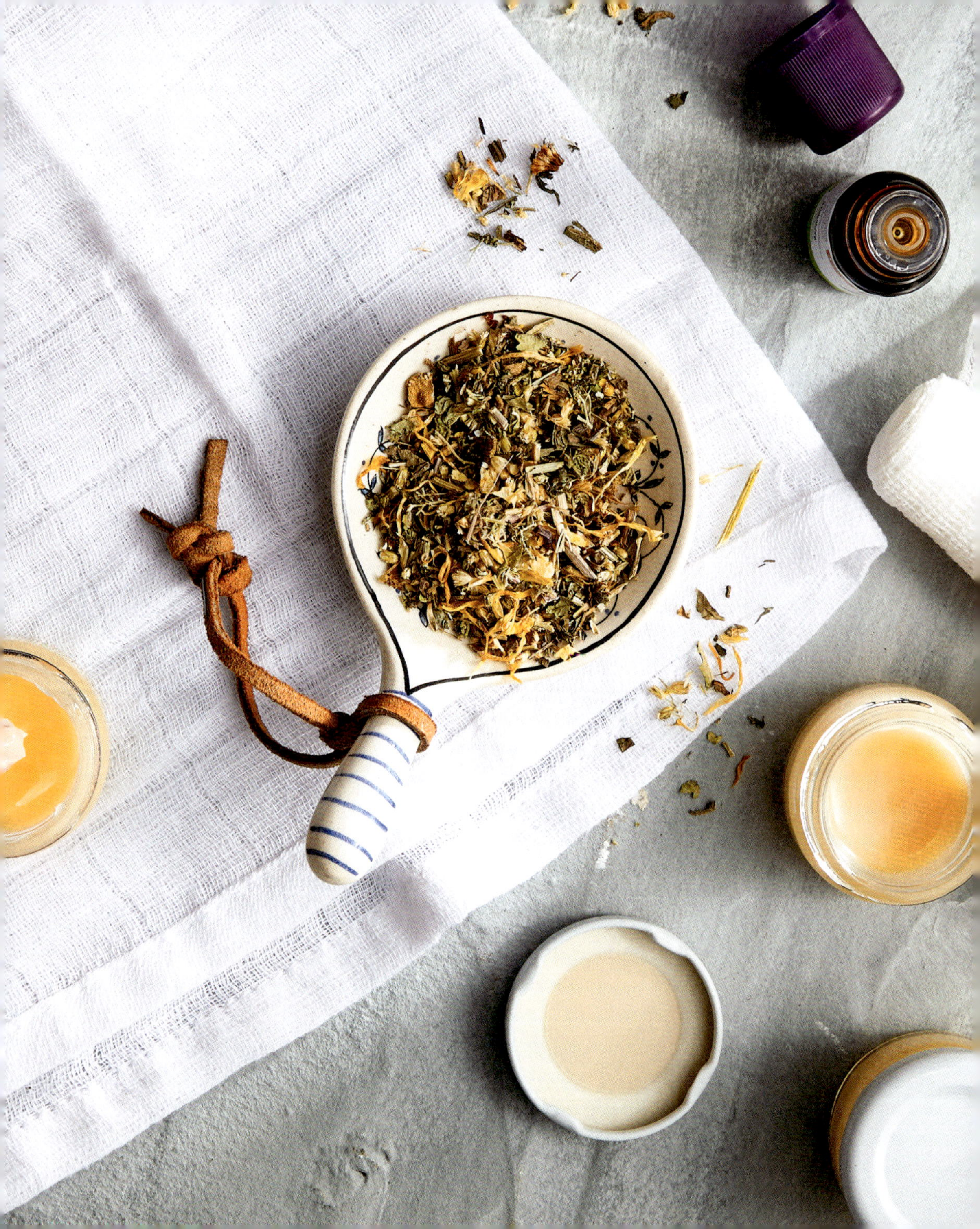

Liebe Leserin, lieber Leser,

in meiner Zeit als Maschinenbauingenieurin habe ich festgestellt, dass wir zwar in der Biomechanik und der Chemie Riesenfortschritte machen und unsere Medikamente hoch entwickelt und lebensrettend sind – doch sind wir niemals in der Lage, das »Original« aus der Natur exakt zu kopieren. Die Kopie hat immer andere Eigenschaften als ihre Vorlage. Chemisch hergestellte Medikamente wirken oft stark und zuverlässig, allerdings zum Preis von teilweise uneinschätzbaren Folgen durch ihre Nebenwirkungen.
Heilpflanzen wirken milder, schonender und haben ein größeres Wirkspektrum wegen ihrer komplexen Komposition von Inhaltsstoffen. Bei schweren Erkrankungen sind schulmedizinische Medikamente oft unerlässlich, doch warum den Organismus nicht mit pflanzlichen Mitteln vor deren Nebenwirkungen schützen oder so unterstützen, dass man die Dosis der chemischen Mittel herabsetzen kann?
Mir persönlich macht es riesigen Spaß, das Zusammenspiel von Natur, Tier und Mensch zu beobachten und herauszufinden, was unser natürliches Umfeld an Lösungsmöglichkeiten für kleinere und größere Leiden in petto hat. Frei nach dem Motto: »Gegen jede Krankheit ist ein Kraut gewachsen.« Man muss eben nur das richtige finden!
Mit unseren guten alten Hausmitteln nutzen wir das teilweise schon lange überlieferte Wissen über die Heilkräfte von Kräutern und Pflanzen. Wer Ohrenschmerzen schon einmal mit einem Zwiebelsäckchen geheilt oder eine Verletzung mit Rotölbalsam therapiert hat, weiß, wovon ich spreche. Mit diesem Buch möchte ich Ihnen eine Möglichkeit bieten, die Kraft der Natur auch heute einfach und schnell in Ihren Dienst zu stellen und Ihrer Gesundheit Gutes zu tun.
Bestimmt ist der Thermomix für Sie ein täglicher Begleiter in der Küche. Was Sie aber vielleicht noch nicht wussten: Seine Eigenschaften sind auch äußerst nützlich, um schnell wirksame und individuell angepasste Heilmittel aus ganz natürlichen Zutaten herzustellen. Deshalb habe ich Rezepturen von altbewährten Hausmitteln für den Thermomix umgesetzt, aber auch neue heilkräftige Rezepte entwickelt.
Alle Rezepte habe ich im TM 31 zubereitet, sie funktionieren aber genauso im TM5. Da es sich um Heilrezepte handelt, ist das Gesamtvolumen meist klein. Bei medizinischen Anwendungen empfiehlt sich, geringe Mengen zu verwenden, da diese möglichst frisch zubereitet und konsumiert eine bessere Wirksamkeit haben.
Ich wünsche Ihnen viel Spaß beim Ausprobieren und eine gute Gesundheit

Ihre Eva Staubach-Friedrichs

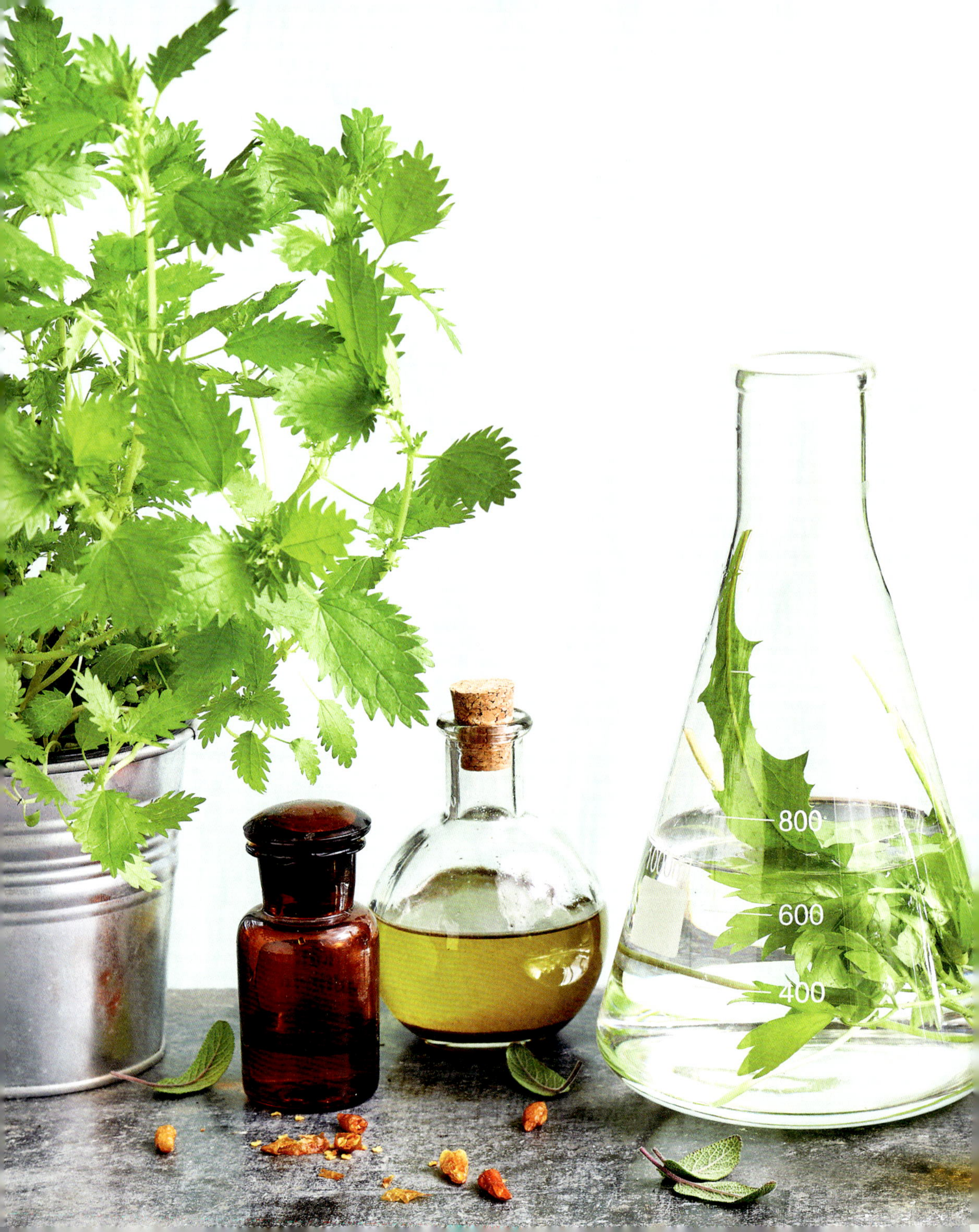
800
600
400

Natürliche Hausapotheke aus dem Thermomix

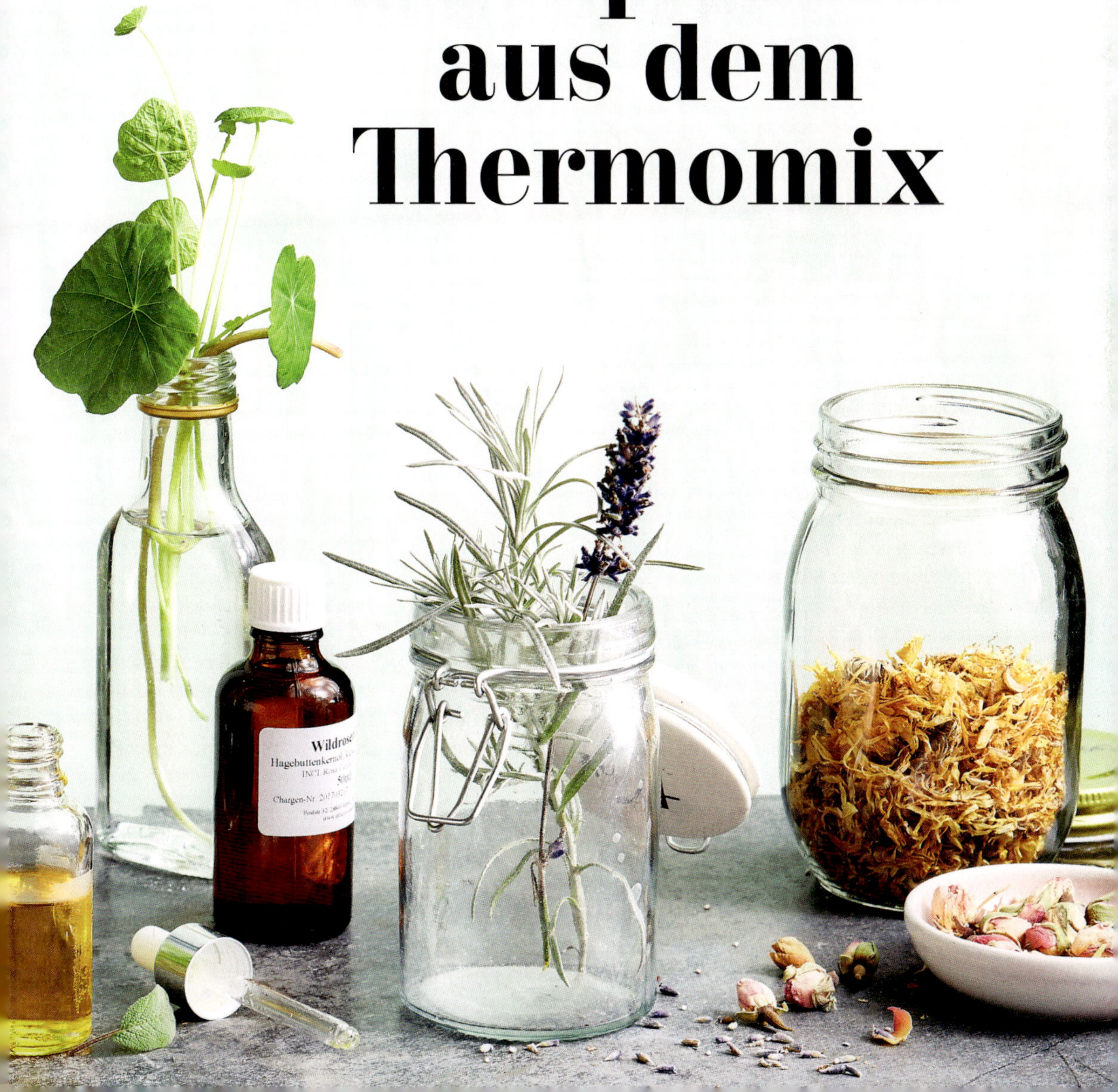

Schonend selbst behandeln

ALTBEWÄHRTE HEILMETHODEN MIT HEIMISCHEN HEILKRÄUTERN SIND HEUTE NOCH IMMER AKTUELL. BEI VIELEN BESCHWERDEN IST DIE SELBSTBEHANDLUNG SEHR WIRKSAM UND KANN DEN ARZT ERSETZEN.

Oft heißt es, unsere Pflanzenheilkunde sei im Gegensatz zur chinesischen oder ayurvedischen Medizin in Vergessenheit geraten, und doch sind unsere Traditionen, Rituale, Märchen oder einfach nur die Bezeichnung unserer Küchengewürze Zeugen von Wissen, das kaum schriftlich festgehalten wurde. Ob Pflanzen, Tiere oder Menschen: Alle sind Lebewesen dieses einen Planeten. Auch wenn vieles unterschiedlich erscheinen mag, so sind die biologischen Abläufe und Strukturen bei Mensch, Tier und Pflanze ähnlich. Daher haben pflanzliche Hormone beispielsweise auch eine Wirkung auf den menschlichen Hormonzyklus. Am besten eignen sich zur Therapie Pflanzen, die in unserem Umfeld wachsen und den gleichen Umweltbedingungen trotzen müssen wie wir selbst.

KRÄUTER UND HEILPFLANZEN – BASIS ALLER HEILMITTEL

Ohne Kräuter und Pflanzen gäbe es keine Schulmedizin, denn jede Idee für ein Medikament entsteht auch heute noch aus der Analyse traditionell verwendeter Kräuter und Pflanzen. Die sogenannte Bioprospektion, die Erkundung des kommerziellen Potenzials biologischer Ressourcen, ist ein aktiver Bestandteil der Pharmaindustrie, denn immer ist man auf der Suche nach noch wirksameren Mitteln gegen Krebs, Alzheimer und Rheuma. Da man in keinem Land der Welt so viele noch unerforschte Pflanzen wie in Brasilien vermutet, setzt man zurzeit Hoffnungen auf den dortigen Regenwald. Doch auch unsere Pflanzenwelt direkt vor der Haustür bietet ein großes Potenzial. Auch die heimischen Pflanzen enthalten 300 bis 800 verschiedene Wirkstoffkomponenten und auch von ihnen sind wenige komplett erforscht. Es ist fast unmöglich, die genaue Wirkung der Pflanzen im Labor zu ergründen, denn die verschiedenen Chemiebausteine wirken in ihrer Komposition zum Teil völlig anders als einzeln isoliert. Chemisch und genormt hergestellte Medikamente wirken häufig

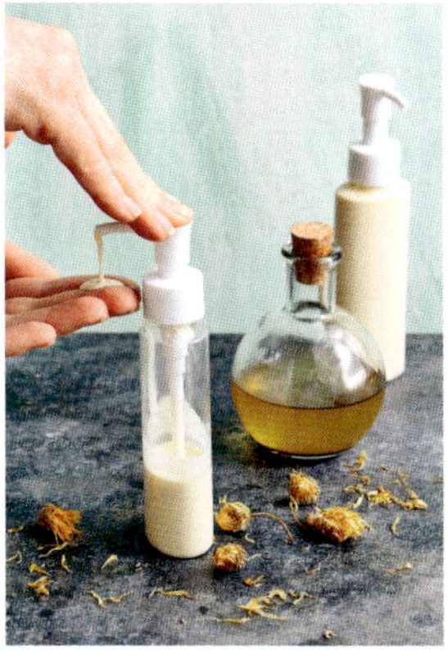

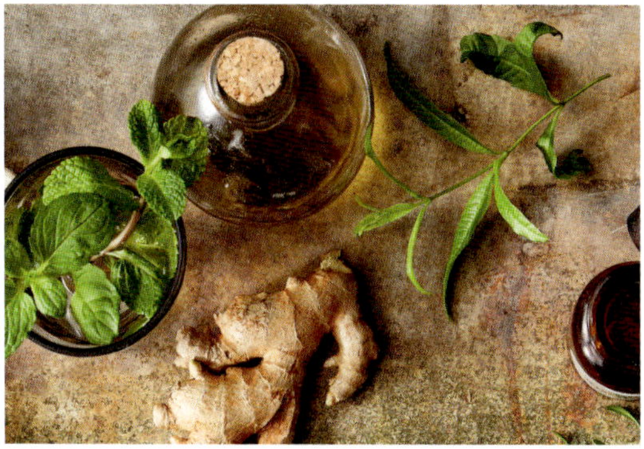

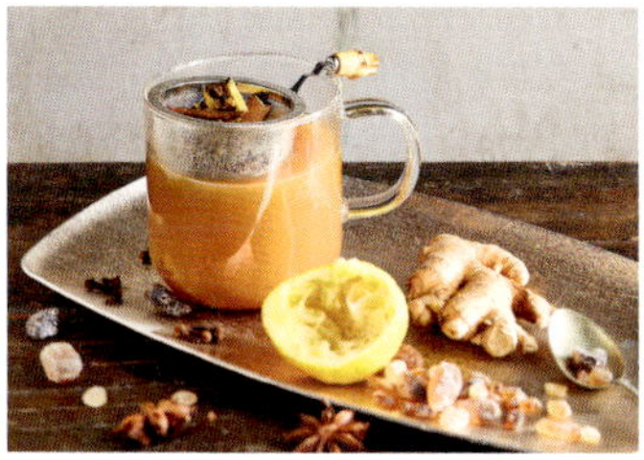

stärker, präziser und schneller, haben aber, da sie aus ihrem natürlichen Verbund gelöst sind, dafür auch andere, heftigere oder schwer einzuschätzende Nebenwirkungen. Typische Medikamentenbeispiele sind Aspirin, Digitalis oder Marcumar. Aspirin beispielsweise basiert auf einem Wirkstoff, der auch in Weidenrinde oder Mädesüß vorkommt. Der Wirkstoff Acetylsalicylsäure wird chemisch generiert und isoliert eingesetzt. Bei häufiger Verwendung kann Aspirin Nierenschäden und Magengeschwüre verursachen. In der Weidenrinde dagegen wird der Wirkstoff von Hunderten anderen Wirkstoffen begleitet, sie wirkt deutlich langsamer und nur bei milden Kopfschmerzen, ihre weiteren Inhaltsstoffe puffern die Nebenwirkungen der Salicylsäure aber ab und schützen dadurch vor Magengeschwüren.

DAS PFLANZENJAHR

Ein Pflanzenjahr vergeht schnell und entspricht metaphorisch einem Lebenszyklus.

Im Frühjahr beginnt es. Wir erleben die Geburt der Pflanzen, die aus dem kalten, karg wirkenden Boden hervorbrechen und im März, April und Mai die Landschaft mit einem gute Laune verbreitenden bunten Blütenteppich überziehen. Das Frühjahr ist die Zeit, um Pflanzen zu ernten, steife Knochen und die Müdigkeit des Winterschlafs zu vertreiben und uns wieder frisch und munter zu machen.

Der Sommer ist groß, er feiert die »Hochzeit« der Pflanzen. Alles ist erblüht und steht in voller Pracht. Es duftet überall, Lockstoffe werden in die Luft abgegeben und die Verbreitung der Art steht an erster Stelle. Pflanzen, die zu dieser Zeit blühen oder schon Früchte entwickelt haben, wie zum Beispiel die Erdbeeren, sind wahre Aphrodisiaka und können mit ihren Phytohormonen unseren Hormonhaushalt stärken. Vielerorts werden jetzt große Feste, wie das Johannisfest, mit einem Feuer begangen. Dazu werden traditionell bestimmte Pflanzen gesammelt

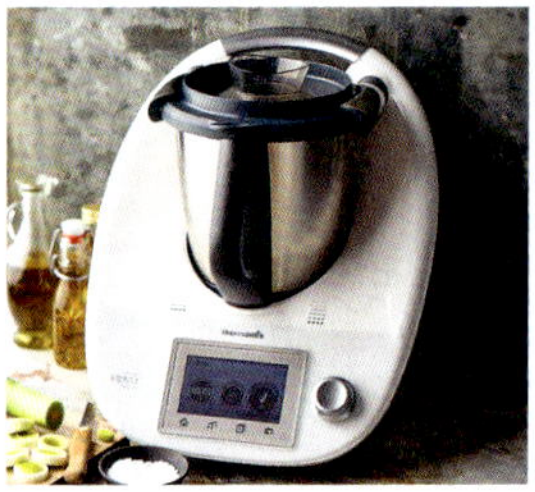

und verbrannt. Viele von ihnen sind hormonregulierende Frauenheilkräuter wie Frauenmantel, Schafgarbe und Johanniskraut.
Im Herbst, wenn sich alles braun, rot und golden verfärbt, ist Erntezeit. Die Blütenpracht ist dahin, aber die Früchte sind prall, süß und nahrhaft. Meist sind es lagerfähige und lange haltbare Früchte, mit denen wir den Winter über gut versorgt sind. Es ist auch die Zeit der Wurzelernte, denn die Pflanze zieht nach dem Sommer ihre verbliebenen Kräfte in die Wurzeln zurück und bereitet sich auf den Winter vor. Wir machen diese nährstoffreichen Wurzeln haltbar, um den Kälte- und Krankheitsböen des Winters zu trotzen.
Im Winter, wenn der Schnee wie eine Daunendecke die Landschaften bedeckt und die Wurzeln vor Eis und Frost beschützt, ist es Zeit für den Winterschlaf. Die Pflanzen sammeln nun bis zum Frühjahr neue Kraft, um dann erneut mit Macht an die Oberfläche zu gelangen. Für uns Menschen ist es die Zeit der Besinnung und der langen Nächte, Weihnachten steht vor der Tür und auch wir werden träger und gemütlicher. Die traditionellen Weihnachtsgewürze sind von jeher klug gewählt, denn Zimt, Nelken, Pfeffer, Anis, Ingwer und andere erwärmen, halten Infektionen in Schach, helfen bei der Verdauung fetter Speisen und beruhigen das Gemüt. Auch wir sammeln Kraft und ernähren uns von den Reserven, um in das neue Jahr zu starten oder uns, der Metapher des Lebenszyklus folgend, auf den Übergang in ein neues Leben vorzubereiten.

KRÄUTERWIRKSTOFFE

Sie sollten immer bedenken, dass auch Kräuter Heilmittel sind und überdosiert werden können! Jedem, der mit Kräutern arbeitet, sollte bewusst sein, dass der Wirkstoffgehalt in Naturprodukten nicht normierbar ist und schon die Zitronenmelisse aus Nachbars Garten ein wenig anders schmecken kann als die aus dem eigenen. Kräuter sind Naturprodukte. Die Konzentration der Inhaltsstoffe kann je nach Wetter, Jahr und Standort stark schwanken und sie können daher mal mehr oder weniger stark wirksam sein.

GETROCKNETE KRÄUTER

Am sichersten, wenn auch nicht so schön, ist es, die Kräuter und Heilpflanzen direkt im Kräuterladen oder in der Apotheke zu kaufen. Diese sind getrocknet und in der Regel auf Wirk- und Schadstoffe geprüft. Deshalb habe ich alle meine Rezepte mit getrockneten Kräutern konzipiert, sofern nicht explizit auf frische Kräuter hingewiesen wird. Einige Pflanzen allerdings können nur frisch verarbeitet werden, da ihre heilsamen Wirkstoffe durch das Trocknen oder Erhitzen zerstört würden.

FRISCHE KRÄUTER SAMMELN

Wenn Sie gerne frische Kräuter sammeln möchten, dann achten Sie auf die Naturschutzbestimmungen der Länder und sammeln Sie nur Kräuter, die Sie eindeutig zuordnen können. Vielleicht machen Sie einen Kräuterkurs bei einer guten Kräuterfachfrau bzw. einem guten Kräuterfachmann in Ihrer Nähe. Sammeln Sie nicht auf Feldern, in Industriegebieten und direkt am Straßenrand, denn dort könnten die Pflanzen Giftstoffe aufgenommen haben. Die Dosierungen in meinen Rezepten habe ich standardmäßig gewählt. Da aber auch wir Menschen genau wie Pflanzen »Naturprodukte« sind, sind auch wir und unsere Reaktionen nicht normierbar. Manche Menschen brauchen nur wenig Wirkstoff, andere müssen ihn über einen langen Zeitraum regelmäßig einnehmen, um eine Wirkung zu verspüren. Deshalb seien Sie neugierig, achtsam und hören Sie auf ihren eigenen Körper!

Jetzt kommt der Thermomix ins Spiel

TINKTUREN, AUSZÜGE UND ANDERE HEILENDE SUBSTANZEN LASSEN SICH IN DER EIGENEN KÜCHE SELBST HERSTELLEN – DABEI KANN DER THERMOMIX EINE MENGE ARBEIT ABNEHMEN!

Die Herstellung von Naturheilmitteln wird mit dem Thermomix viel einfacher und geht schneller – auch wenn meine Ausbilder in der Kräuterschule vermutlich die Stirn runzeln würden, wenn sie dieses Buch in die Hand bekämen, denn aus Phytoexpertensicht leidet das energetische Wesen der Pflanzen sowohl durch die Verarbeitung im Metalltopf als auch die technische und elektrische Bearbeitung. Doch die traditionelle Herstellung von naturheilkundlichen Mitteln kostet viel Wissen, Zeit und Muße und ist für den Hausgebrauch oft zu kompliziert und langwierig – ein wenig Verlust in der Wirksamkeit kann man dafür in Kauf nehmen. Und jetzt mal ganz ehrlich, die meisten Apotheken machen doch auch schon lange nur noch wenig per Hand!
Der Thermomix bietet eine tolle Möglichkeit zur beschleunigten Herstellung wirksamer und frischer Heilmittel. Er ist zwar kein Hochgeschwindigkeitsmixer, hat aber einen hohen Zerkleinerungsgrad. Zum Pulverisieren von Kräutern ist er ideal. Durch das Pulverisieren erhöht sich die Wirkung des Krautes um das 3- bis 5-Fache und Sie benötigen zur Einnahme eine geringere Menge als zum Beispiel im Tee. Außerdem gilt: Je höher der Zerkleinerungsgrad, desto schneller können die Wirkstoffe in das Trägermedium Wasser, Zucker, Öl oder Alkohol übergehen. Durch gemäßigte Hitzezufuhr und Bewegung ist eine weitere Beschleunigung der Herstellung möglich, zu beidem ist der Thermomix in der Lage. Die Herstellung von Kräuterauszügen geht so deutlich schneller. Zudem bietet der Thermomix für ungeübte Salbenrührer eine gewisse Prozesssicherheit, denn bestimmte Zutaten wie zum Beispiel Kakaobutter dürfen nur bis maximal 50 Grad im Thermomix erhitzt werden, da sie sonst nicht mehr fest werden.
Wenn Sie industriell hergestellte Produkte aufgrund der Inhaltsstoffe nicht vertragen, haben Sie nun die Möglichkeit, sich einfach, schnell, konservierungs- und

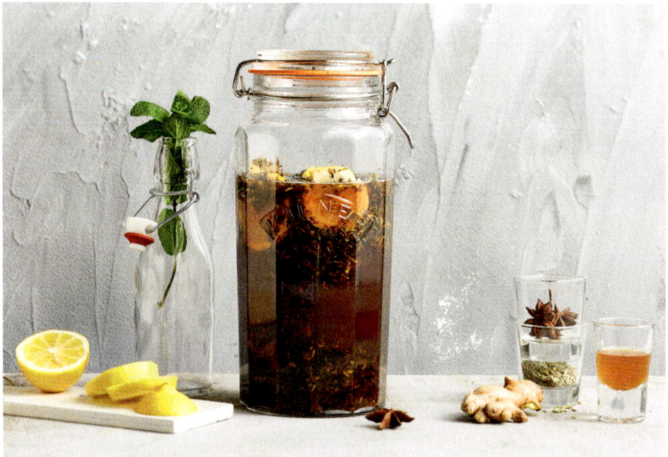

trägerstofffrei und oft noch kostengünstiger Ihr eigenes Heilmittel herzustellen. Die Herstellung von Auszügen und Tinkturen ohne den Thermomix ist vielleicht etwas besser und mag auch noch wirksamer sein, doch im Krankheitsfall steht diese Zeit oft nicht zur Verfügung, zudem sind nicht alle Tinkturen aus unseren heimischen Heilpflanzen im Handel so einfach erhältlich. Dann ist der Thermomix ein unkomplizierter Helfer.

BASISMETHODEN: AUSZÜGE UND TINKTUREN

Wenn nicht das ganze Kraut direkt verwendet wird, zum Beispiel zum Aufbrühen eines Tees, stellt man in der Regel einen Auszug aus den Heilpflanzen her. Damit konzentriert man die heilkräftigen Stoffe und konserviert sie für den späteren Gebrauch.

Um diese Stoffe aus dem Kraut zu lösen, gibt es verschiedene Möglichkeiten: Alkohol löst sowohl wasser- als auch fettlösliche Stoffe aus den Kräutern. Außerdem konserviert er besser und länger als Wasser und Öl. Durch das Ausziehen in Alkohol kann man Kräuter konservieren und zum stets vorrätigen Arzneimittel machen.

Wasser löst am besten hydrophile (stark wasserlösliche) Stoffe wie Zucker, Kohlenhydrate oder Glykoside, Salze, Pflanzensäuren und Vitamin C. Heißes Wasser ist allerdings auch in der Lage, einige der lipophilen Stoffe herauszulösen, wie beispielsweise ätherische Öle, allerdings nicht in der gleichen Intensität wie Alkohol. Öl löst am besten lipophile (stark fettlösliche) Stoffe wie Pflanzenöle, ätherische Öle, Carotin und Vitamin E.

Die Mengenverhältnisse von Kraut zu Wasser bzw. Alkohol können abhängig vom Kraut etwas variieren. Die angegebenen Mengenverhältnisse entsprechen meinen eigenen Erfahrungen. Manche Kräuter saugen sich stärker voll als andere, daher stellen Sie sicher, dass das Kraut immer mit Flüssigkeit bedeckt ist und mindestens leicht schwimmen kann. Gerade beim warmen Ölauszug mit trockenen Kräutern

Auszüge und Tinkturen, die Basis für viele Heilmittel, lassen sich einfach und kostengünstig herstellen und gut bevorraten. So schaffen Sie sich Ihre eigene Natur-Hausapotheke.

ist das sehr wichtig, sonst besteht Anbrenngefahr.
Tinkturen sind flüssige alkoholische Kräuterauszüge. In der Regel setzt man eine Tinktur mit gut zerkleinerten getrockneten Pflanzenteilen und Alkohol an und lässt sie dann 4–6 Wochen ziehen, mit dem Thermomix geht es schneller. Für den Hausgebrauch reicht meist ein handelsüblicher 40-prozentiger Wodka oder Doppelkorn. Tinkturen sind lange haltbar, denn der Alkohol verhindert Schimmel und Fäulnis. Da sich aber einige der Wirkstoffe mit der Zeit verändern können, stellen Sie nach 1½ Jahren eine neue Tinktur her. Weil man sie einfach und kostengünstig selbst herstellen kann, gebe ich Ihnen im Folgenden 3 Rezeptvarianten an die Hand.

Frischpflanzenextrakte

Für die schnelle Variante, einen Frischpflanzenextrakt mit Alkohol, ist der Thermomix unerlässlich. Diese Variante ist zum sofortigen Gebrauch für Salben oder zum direkten Einnehmen gedacht. Allerdings ist der Auszug etwas schwächer als eine voll ausgereifte Tinktur. Dafür sind aber noch alle Enzyme enthalten, die nach längerem Prozess schon zerfallen sind. Es gibt Kuren, die effektiver mit Frischpflanzenpresssäften und -extrakten durchgeführt werden.
Für den sofortigen Gebrauch wird Frischpflanzenextrakt mit Wasser hergestellt. Um ihn haltbar zu machen, ist Alkohol aber die einfachste Möglichkeit. Sollte kein frisches Kraut zur Verfügung stehen, kaufen Sie es getrocknet als Tee oder Droge im Handel. 1 Teil frisches Kraut ersetzen Sie durch ¼ Teil Droge und ¾ Teile Wasser. Übergießen Sie die Kräuter mit warmem bis heißem Wasser und lassen Sie sie 15 bis 30 Minuten auf Stufe 1,5 ziehen, bevor Sie die weiteren Verarbeitungsschritte befolgen.
So geht es: 1 Teil frisches Heilkraut gründlich waschen und säubern. Im Mixtopf **3 Sek./Stufe 5** zerkleinern. Für härtere Pflanzenteile wie Nüsse, Samen oder Wurzelteile empfehle ich **10 Sek./ Stufe 8**. Faserige Frischpflanzen wie Bärlauch, Beinwell, Ackerschachtelhalm etc. schon vorab in grobe Stücke schneiden, damit sie sich nicht um das Messer wickeln können. Jetzt 3 bis 5 Teile Wodka oder Doppelkorn hinzugeben (das Kraut muss mit Alkohol bedeckt sein) und alles **45 Sek./Stufe 8** zu einem Smoothie zerkleinern. Die Masse in ein Einmachglas oder eine Weithalsflasche füllen und 30 bis 60 Min. an einem warmen Ort ziehen lassen. Den direkt benötigten Teil vor dem Gebrauch durch ein mit einem Passiertuch ausgelegtes Sieb seihen und danach durch einen Kaffeefilter filtern. In einem sterilen Einmachglas oder einer Flasche aufbewahren. Etikettieren nicht vergessen!

Urtinkturen
Der Frischpflanzenextrakt mit Alkohol dient als Basis für die Urtinktur. Sie zieht länger und die Wirkstoffe können so besser und schonender vom Lösungsmedium Alkohol aufgenommen werden. Die Urtinkturen sind meist stärker und wirkungsvoller, benötigen jedoch in der Herstellung mehr Zeit. Durch den hohen Zerkleinerungsgrad im Thermomix ist eine höhere Konzentration der Wirkstoffe und schnellere Aufnahme durch das Trägermedium Alkohol möglich, daher ist die Urtinktur mit dem Thermomix doppelt so schnell fertig.
So geht es: Frischpflanzenextrakt mit Alkohol vor dem Abseihen 7 bis 21 Tage an einem warmen Ort (z. B. auf der Fensterbank) stehen lassen. Es gibt Kräuter, die nach und nach Flüssigkeit ziehen und zu einer Masse verbacken (meistens sind das getrocknete Wurzeln). Wenn die Kräuter nicht mehr schwimmen, wieder daumendick mit Alkohol bedecken. Am besten einmal täglich schütteln. Dann alles durch ein mit einem Passiertuch ausgelegtes Sieb und danach nochmals durch einen Kaffeefilter abseihen, in ein steriles Einmachglas, eine Flasche oder Tropfflasche abfüllen und etikettieren.

Warmer Tinkturauszug
Wer keine 3 Wochen Zeit aufbringen möchte, kann mit dem warmen Tinkturauszug noch mehr Zeit sparen, allerdings gehen dabei eventuell im Kraut enthaltene hitzelabile Vitamine verloren. Die Herstellung dauert 1 bis 2 Tage. Die Geschmacksintensität des Auszugs reicht an die der gewöhnlichen Urtinktur heran.
So geht es: 1 Teil getrocknete Kräuter in den Mixtopf geben, mit 4 bis 5 Teilen kochendem Wasser übergießen (die Kräuter müssen mit Wasser leicht bedeckt sein!) und mit eingesetztem Messbecher **15 Min./90 Grad/Linkslauf/Stufe 2** köcheln lassen. Dann ohne Temperaturzufuhr **60 Min./Linkslauf/Stufe 1,5** ziehen lassen. Anschließend 96-prozentiges Ethanol (medizinischer Alkohol) in der Menge von ⅓ des Wasseranteils zugeben und den Mixtopf am besten über Nacht zugedeckt stehen lassen. Am nächsten Tag **60 Min./50 Grad/Linkslauf/Stufe 1,5** laufen lassen, damit der Auszug beschleunigt wird. Dann die Tinktur durch ein mit einem Passiertuch ausgelegtes Sieb abgießen, in eine Flasche füllen und etikettieren.

Ölauszüge
Auch Kräuter-Ölauszüge sind einfach selbst herzustellen. Ich stelle hier 2 Varianten vor: eine schnelle und ein langsame, aber schonendere. Da man den Ölauszug meistens schon bald weiterverwenden will und es beim Langzeitansatz von frischen Kräutern in Öl schnell zu Schimmel und Fäulnisprozessen kommen kann, bevorzuge ich

Achten Sie beim Kauf von fetten Ölen darauf, dass diese rückstandsgeprüft sind und aus kontrolliert biologischem Anbau stammen, denn diese Öle neigen dazu, toxische Rückstände an sich zu binden.

den warmen Auszug zur Herstellung von Salben und Massageölen. Für einige Pflanzen eignet sich allerdings nur der kalte Ölauszug, da wichtige Inhaltsstoffe andernfalls nicht herausgelöst werden können, z. B. beim Rotöl. Wenn Sie nur getrocknetes Kraut zur Verfügung haben, nehmen Sie ¼ bis ½ des Frischpflanzengewichtes oder nach Rezeptangabe.

Kräuter-Ölauszüge sind gut verschlossen und dunkel gelagert mindestens 1 Jahr haltbar. Das Öl verhindert Schimmel und Fäulnis. Je nach Ölsorte kann es aber ranzig werden und nicht mehr gut riechen.

Achten Sie bei der Verwendung von fetten Ölen (Pflanzenölen) darauf, dass diese rückstandsgeprüft sind und aus kontrolliert biologischem Anbau stammen, da fette Öle dazu neigen, toxische Rückstände an sich zu binden.

Warmer Ölauszug

Wurzeln, Rinden, Hölzer und getrocknete Kräuter werden 30 Minuten in fettem Öl geköchelt. Da Frischpflanzen einen hohen Wasseranteil haben und sich Wasser mit Fett schlecht verbindet, geben Sie bei den warmen Ölauszügen 1 TL Lanolin hinzu. Dadurch kann sich auch der wässrige Anteil im Fett lösen. Wenn Sie darauf verzichten wollen, dann achten Sie darauf, das Wasser, das sich als dunkle Tröpfchen am Boden sammelt, einfach nicht mit umzufüllen.

So geht es: 1 Teil frisches Heilkraut gründlich säubern. Dann im Mixtopf **3 Sek./Stufe 5** zerkleinern. Mit dem Spatel nach unten schieben und mit 4 bis 5 Teilen fettem Öl (Olivenöl, Mandelöl etc.) **30 Min./80 Grad/Stufe 1,5** erhitzen. Anschließend das Öl ein wenig abkühlen lassen und durch ein feines Küchensieb oder Passiertuch filtern. Zur Aufbewahrung in ein steriles Einmachglas oder eine gut gereinigte Flasche mit Verschluss füllen und etikettieren.

Kalter Ölauszug

Hier spielt wieder einmal der Faktor Zeit eine große Rolle. Der Klassiker des kalten Ölauszuges ist das Johanniskraut- oder Rotöl. Der rotfarbige Wirkstoff Hypericin wird am effektivsten auf diese Weise aus der frischen Pflanze ausgezogen.

So geht es: 1 Teil frisches Heilkraut (nicht gewaschen – oder wenn, dann wieder gut getrocknet) gründlich säubern. Im Mixtopf **3 Sek./Stufe 5** zerkleinern. In eine sterile Braunglasflasche oder ein Einmachglas umfüllen, ca. 5 Teile Öl (Olivenöl, Mandelöl, etc.) zugeben, sodass das Kraut vollständig bedeckt ist. Das Gefäß gut schließen und 6 Wochen in die Sonne (sie wird nur für die Wärme benötigt) oder an einen warmen Ort stellen. Wenn Sie ein Klarglasbehältnis verwenden, wird der Ölauszug bräunlicher.

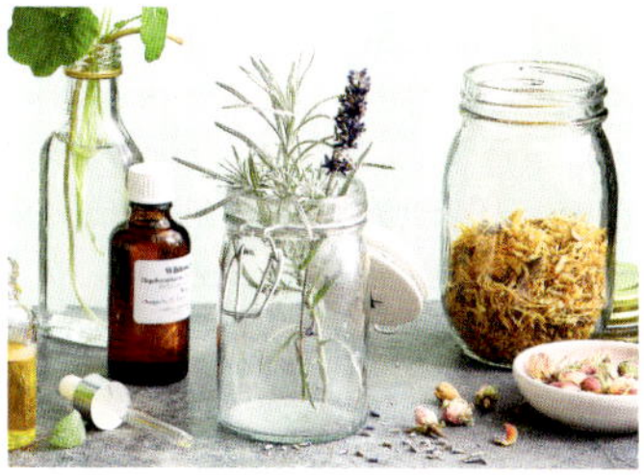

Um das zu verhindern, legen Sie eine Papiertüte als Sonnenschutz um das Gefäß. Die Farben sind schöner, wenn der Extrakt keinem direkten Sonnenlicht ausgesetzt war. Die Wirkung wird dadurch allerdings nicht beeinträchtigt! Nun das Öl durch ein Sieb abseihen. Wenn frische Kräuter verwendet wurden, den Bodensatz nicht zu stark auspressen, damit das Restwasser nicht ins Öl gerät. Zur Aufbewahrung in ein steriles Einmachglas oder eine gut gereinigte Flasche mit Verschluss abfüllen und etikettieren.

Sirupe

Blütensirupe schmecken im Sommer nicht nur herrlich erfrischend, sondern haben auch ganz spezielle Heilkräfte. Mit dem Grundrezept können Sie je nach Indikation verschiedene Früchte und Blüten miteinander variieren und kombinieren. Der Basissirup hat, abhängig von Blüten- oder Kräuterart, wunderbar einzigartige Farbtöne: Blau mit Lavendelblüten, leichtes Lila mit Veilchen und Pink bis Rot mit roten Rosen. Dafür müssen Sie weißen Zucker und frische Blüten verwenden und dem Sirup die nötige Zeit zum Durchziehen geben. Solange sich kein Schimmel auf dem Sirup bildet, ist er durch die konservierenden Eigenschaften des Zuckers mindestens 1 Jahr haltbar.

So geht es: Frische aufgeblühte Blüten (Menge locker bis zur 1-l-Markierung des Mixtopfes unzerkleinert gemessen) oder 5 bis 6 EL getrocknete Blüten oder Kräuter mit 500 g Wasser in den Mixtopf geben und alles **10 Min./100 Grad/Linkslauf/ Stufe 1** köcheln lassen. Den Sud mit den Blüten in einen Topf mit Deckel umfüllen. Den Saft von 1 Zitrone hineinpressen und eine zweite Zitrone in Scheiben geschnitten dazugeben. Nun den Sud noch 2 bis 3 Tage an einem kühlen Ort (z. B. im Keller) durchziehen lassen. Anschließend den Blütenauszug durch den mit Küchenpapier ausgelegten Gareinsatz in den Mixtopf gießen. Gareinsatz entfernen, die Flüssigkeit wieder auf 500 ml auffüllen, 400 g Zucker hinzugeben und **30 Min./Varoma/ Stufe 1** ohne Messbecher einkochen. Dann in sterile Gläser oder Flaschen abfüllen und etikettieren.

Essigauszüge

Essig ist der Tausendsassa unter den Konservierungsmethoden, denn er macht die Kräuter nicht nur haltbar und schmackhaft, sondern unterstützt mit seinen eigenen gesundheitswirksamen Bestandteilen. 1 EL Essig am Tag zu den Hauptmahlzeiten fördert nicht nur die Verdauung, sondern auch die Eisen- und Kalziumaufnahme aus der Nahrung. Zudem wird er auch als Getränk gegen Bluthochdruck und Migräne angewendet. Seine desinfizierende Wirkung macht man sich auch in Wickeln und Auflagen bei Akne und Hautentzündungen und seine

Kräuter und Blüten lassen sich auf verschiedene Weisen haltbar machen. Je nach gewünschter Verwendung eignen sich Essige, Triturationen, Elixiere, Liköre oder Honigpräparate.

kühlenden Eigenschaften bei fiebrigen Infekten zunutze. Sogar als Inhalationsmittel bei Bronchialerkrankungen wird seine Heilkraft geschätzt. In diesem Fall wird der Essig 1:1 mit Wasser verdünnt. Handelsüblicher Essig ist normalerweise bis zu 10 Jahre haltbar. Mischt man frische Kräuter unter, kann sich das Haltbarkeitsdatum verringern. Dennoch liegt es noch bei mindestens 2 Jahren.

Kräuteressig – so geht es: 1 Teil frische Kräuter gründlich säubern. Im Mixtopf **3 Sek./Stufe 5** zerkleinern. Nun 8 Teile handelsüblichen Essig (Apfelessig, Weinessig etc.) hinzugeben und mit dem Kraut **45 Sek./Stufe 8** zu einem Smoothie zerkleinern.

Den Essig in ein Weithalsglas umfüllen und 10 Tage an einem warmen Ort (z.B. auf der Fensterbank) stehen lassen. Am besten einmal täglich schütteln. Vor dem Gebrauch durch ein Sieb oder einen Kaffeefilter abseihen. Zur Aufbewahrung in die Essigflasche füllen und etikettieren.

Wer den Essig verschenken möchte, kann von dem Kraut ein Paar frische Blüten oder Stängel zur Dekoration mit in die Flasche geben. Das gibt eine schöne Farbe und sieht einfach schick aus!

Triturationen

Triturationen sind Konservierungsmethoden mit Zucker und Salz in Pulverform, also trocken und ohne Alkohol. Sie sind einfach herzustellen und können, wenn sie einmal trocken sind, auch nicht mehr verderben. Beachten Sie aber: Innerhalb eines Jahres lässt die Heilwirkung deutlich nach, da sich einige der heilwirksamen Stoffe verflüchtigen.

Salz und Zucker sind hervorragende Zutaten, um Kräuter und Blüten haltbar und dosierbar zu machen. Man streut das Kräutersalz oder den Zucker einfach auf Brot, Ei oder Müsli. Auch zum Würzen lässt es sich gut verwenden. So ist Chilisalz nicht nur gut gegen Halsschmerzen, sondern schmeckt auch in der Paprika-Tomaten-Suppe hervorragend.

Kräutersalz oder Blütenzucker – so geht es: 1 Teil frische Kräuter möglichst trocken, aber gründlich säubern. Wenn Sie es waschen, sollten Sie es danach gut abtrocknen. Zusammen mit 1 Teil Salz oder Zucker (mindestens 50 Gramm, sonst wird es nicht gemahlen) in den Thermomix geben und **1 Min./Stufe 10** pulverisieren. Die Paste mit dem Spatel auf Backpapier verteilen und über Nacht trocknen lassen. Wenn die Paste bröckelig und gut durchgetrocknet ist, die Mischung wieder in den Mixtopf geben und nochmals **30 Sek./Stufe 10** mahlen. Das Pulver in ein Schraubdeckelglas füllen und etikettieren.

Elixiere, Liköre, Honigpräparate

Für Elexiere und Liköre lässt man Pflanzen und Pflanzenextrakte in einer Lösung ziehen, die vor allem

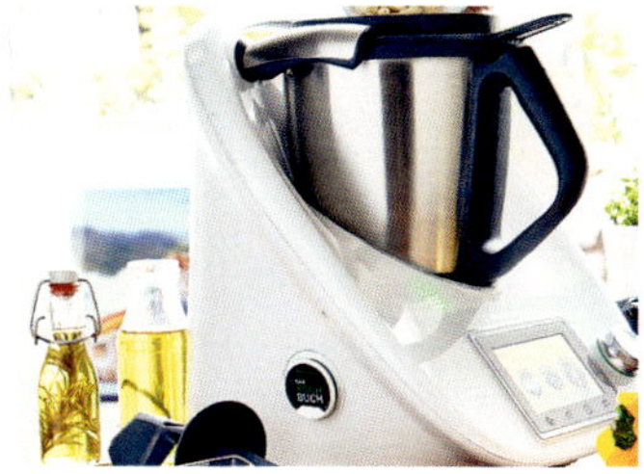

Zucker oder Honig und Alkohol enthält. Der Alkohol kann sowohl ein Medizinalwein als auch ein Destillat sein. Honigpräparate sind meist sirupartige Flüssigkeiten, die man durch Einlegen von Pflanzen in Honig oder durch Mischen von Honig mit einem wässrigen Pflanzenauszug erhält.

DIE WICHTIGSTEN ZUTATEN

Öle

Pflanzenöle sind uns wohlbekannt aus der Küche. Diese Speiseöle haben aber auch hervorragende hautfreundliche Eigenschaften, die schon seit Jahrtausenden im arabischen Raum und in der indischen Ayurveda-Medizin nicht nur innerlich, sondern auch äußerlich genutzt werden. Außerdem eignen sie sich gut als Trägermedium für ätherische Öle, die nur in ganz seltenen Fällen in der Heilkunde pur auf der Haut verwendet werden. Die Unterscheidung in gesättigte, einfach ungesättigte und mehrfach ungesättigte Fettsäuren ist auch bei der äußerlichen Anwendung sehr von Nutzen. Gesättigte Fettsäuren sind reaktionsträge und gehen nicht so schnell neue Verbindungen mit anderen Molekülen ein, daher sind sie hautschützend und -pflegend, wie zum Beispiel Sheabutter. Ungesättigte Fettsäuren hingegen sind stoffwechselaktiv und von großer Heilkraft. Trauben- und Hagebuttenkernöl gehören dazu. Je ungesättigter eine Fettsäure, desto reaktionsfreudiger werden die Öle. Sie können somit in tiefere Hautschichten eindringen und auch die an sie gebundenen Wirkstoffe dorthin mittransportieren.
Man spricht deshalb auch von trocknenden, halbtrocknenden und nichttrocknenden Ölen. Je größer der Anteil der ungesättigten Fettsäuren, desto schneller zieht das Öl in die Haut ein und hinterlässt eine filmartige trockene Oberfläche auf der Haut. Öle mit weniger ungesättigten Fettsäuren ziehen langsamer ein und bilden einen lang anhaltenden geschmeidigen Ölfilm auf der Haut. Diese unterschiedlichen Eigenschaften macht man sich in der Naturheilkunde zunutze. Für einen langanhaltenden Schutz, wie zum Beispiel für eine Sonnencreme, wählt man überwiegend Öle, die an der Hautoberfläche verweilen und eine gute Schutzbarriere bilden. Für eine Heilsalbe, die bei Knochenbrüchen, Hämorrhoiden oder hormonellen Störungen eingesetzt wird, wählt man einen gewissen Anteil an trocknenden Ölen, damit die Wirkstoffe auch in tiefere Schichten des Körpers hineingeleitet werden und dort wirken können.
Bei der industriellen Herstellung von Heilsalben und Pflegeprodukten werden leider oft Fette auf Mineralölbasis als Trägermedium verwendet, wie Vaseline, Paraffine und Melkfett. Diese Fette bestehen aus langkettigen gesättigten Kohlenwasserstoffen, die schlecht

Kleines Öl- und Fettlexikon

WIE DIE PFLANZEN SELBST HABEN AUCH DIE DARAUS GEWONNENEN ÖLE SPEZIFISCHE EIGENSCHAFTEN, DIE SIE GEZIELT NUTZEN KÖNNEN

Trocknende Öle Weil **Jojobaöl** lange haltbar ist, ist es eine gute Beimischung für schnell ranzig werdende trocknende Öle. Es lässt sich gut und gleichmäßig auftragen, schützt und reguliert den Fettfeuchtigkeitsmantel und ist bei juckender Haut angenehm. **Sonnenblumenöl** ist geeignet für Cremes und Salben. Es ist relativ günstig, hat gute hautpflegende Eigenschaften, eignet sich für Mischhaut und bei Neurodermitis und hat eine sanfte regenerierende Wirkung. Auch **Hagebuttenkernöl-/Wildrosenöl** gehört in diese Kategorie.

Nichttrocknende Öle **Mandelöl** wirkt durch seinen hohen Anteil an Ölsäure reizlindernd, pflegend und schützend. Es hilft vor allem bei trockener, schuppiger Haut. Weil es sehr verträglich ist, eignet es sich zur Babypflege als Massageöl mit kindgerecht dosierten ätherischen Ölen. **Olivenöl** ist besonders hautschützend und -pflegend. Neben einem hohen Anteil an Ölsäure enthält es Vitamin E. Es wirkt erwärmend, daher eignet es sich für schlecht durchblutete Haut. Bei Neurodermitis ist es nicht empfehlenswert, da es durch die Erwärmung reizt. **Rapsöl** gilt als besonders gutes Hautpflegeöl. Es hat einen hohen Anteil an Ölsäure und enthält hautpflegendes Vitamin E und Vitamin A. Es wirkt hautregenerierend und ist gut geeignet in der Alten-, Kinder- und Babypflege.

Konsistenzgeber **Kakaobutter** eignet sich in Salben für rissige und trockene Haut und wird häufig für Massagebutter verwendet. Einmal zu stark erhitzt wird das hitzeempfindliche Fett nicht mehr fest oder flockt aus. **Sheabutter** hat eine ähnliche Konsistenz, aber einen schwächeren Eigengeruch. Sie ist in vielen Hautpflegeprodukten enthalten, schützt die Haut vor Austrocknung, Entzündungen und Mikroorganismen. Da sie sehr hitzeempfindlich ist, rührt man sie erst später und bei geringeren Temperaturen in eine Creme. **Bienenwachs** ist hitzestabil und verbindet sich gut mit Ölen und anderen Konsistenzgebern. Es hinterlässt einen antibakteriellen Schutzfilm. Es hat geringe emulgierende Eigenschaften.

Nicht verwechseln!

Das Sanddornfruchtfleischöl, das ich in meinen Rezepten verwende, hat völlig andere Eigenschaften als Sanddornkernöl. Das tiefrote Öl wird meist wie ein ätherisches Öl als einprozentige Mischung mit einem anderen Pflanzenöl eingesetzt. Geeignet bei schlecht heilenden Wunden, Ekzemen, Entzündungen, Akne und Strahlenschäden in der Krebsbehandlung.

Forever young

TRAUBENKERNÖL HAT EINEN HOHEN GEHALT AN OPC (OLIGOMEREM PROANTHOCYANIDIN), DAS ALS SUPER-ANTIOXIDANS AUS ANTI-AGING-CREMES UND PRODUKTEN GEGEN KRAMPFADERN BEKANNT IST. ES IST NICHT SO SCHNELL VERDERBLICH WIE HAGEBUTTENKERNÖL. GUT IN CREMES, LOTIONEN ODER SALBEN GEGEN FRÜHZEITIGE ZELLALTERUNG.

SESAM-MASSAGE

Sesamöl gehört zu den halbtrocknenden Ölen. Es eignet sich sowohl zur Pflege der Haut als auch für Salben mit therapeutischen Anwendungen. Es hat eine erwärmende und durchblutungsfördernde Wirkung, weshalb es sich auch als hervorragendes Massageöl erweist.

Zeckenschreck

KOKOSÖL WEHRT MIT SEINEM HOHEN ANTEIL AN LAURINSÄURE ZECKEN UND ANDERE INSEKTEN AB. ES ZIEHT GUT IN DIE HAUT EIN, PFLEGT TROCKENE, EMPFINDLICHE, IRRITIERTE HAUT UND IST ANGENEHM KÜHLEND. ES IST ABER STETS EIN WEITERER KONSISTENZGEBER NÖTIG, UM EINE GUTE UND BEI SOMMERLICHEN TEMPERATUREN NICHT ZERFLIESSENDE CREME ODER SALBE ZU ERHALTEN.

Frischzellenkur

Mit seinem hohen Anteil an hoch ungesättigten Fettsäuren sorgt das trocknende Hagebuttenkern- bzw. Wildrosenöl für volle Funktionsfähigkeit der Zellmembranen und regt die Zellteilung an, sodass sich die Haut noch besser und schneller regenerieren kann. Vernarbungen, entzündliche Prozesse und Wundheilungen werden positiv beeinflusst, deshalb verwende ich es in meinen Rezepten in der Beinwellsalbe und dem Bauchöl gegen Schwangerschaftsstreifen. Es muss allerdings mit anderen Ölen gemischt werden, da es schnell verdirbt und ranzig werden kann.

Salben und Pflegeprodukte auf Mineralölbasis haben Nachteile: Der Körper kann die Öle kaum abbauen, Wirkstoffe werden schlechter aufgenommen. Selbst gemachte Produkte auf Pflanzenölbasis dagegen helfen bei der Regeneration der Haut.

oder gar nicht vom menschlichen Körper abgebaut werden können. Sie reagieren sehr träge und bilden eine Schutzschicht auf der Haut – was erst einmal positiv klingt –, lassen aber die Wirkstoffe, die in der Salbe gebunden sind, nicht oder nur schlecht in die Haut hinein.
Die Inhaltsstoffe der Pflanzenöle hingegen können von unserer Haut verwertet werden, fungieren als Transportmedium und helfen bei der Regeneration. Sie bieten der Haut sozusagen Hilfe zur Selbsthilfe! Mehr dazu finden Sie im kleinen Öl- und Fettlexikon (Seite 22).

Emulgatoren

Unter einer Emulsion versteht man das Vermischen zweier normalerweise nicht mischbarer Substanzen. Bei Cremes und Salben sind es meist Verbindungen aus Öl und Wasser.
Bei den von mir verwendeten Emulgatoren handelt es sich ausschließlich um natürliche Produkte, die zum Teil sogar in der Lebensmittelindustrie verwendet werden.
Lanolin ist ein Nebenprodukt der Wollgewinnung, daher wird dieser tierische Emulgator auch Wollwachs genannt. Verwenden Sie wasserfreies Wollwachs (Lanolin anhydrat), damit es auch Wasser einbinden kann. Mit Lanolin lassen sich hervorragend fettreiche Heilcremes zur Behandlung von rissiger Haut, Wunden und Ekzemen herstellen. Besonders gut eignet es sich, um große Anteile an Tinkturen in die Salben einzubinden, was mit anderen Emulgatoren nur in homöopathischen Dosen funktioniert. Da manche Menschen allergisch auf diesen Stoff reagieren, wurde er in der Pharmaindustrie nach und nach ersetzt.
Emulsan ist einer meiner bevorzugten Emulgatoren, da man ihn sowohl in Cremes für alle Hauttypen als auch für Heilcremes benutzen kann. Es ist besonders für weiche, zarte Gesichtscremes für trockene, empfindliche Haut geeignet und hinterlässt einen nicht fettenden Film, der die Haut vor Austrocknung schützt. Es ist ein sehr robuster Emulgator.
Tegomuls stammt aus der Lebensmittelindustrie, er eignet sich für sehr wasserreiche Cremes, die für fette, normale und Mischhaut geeignet sind, beispielsweise für Gesichtscremes vor allem bei entzündlichen Prozessen wie z. B. Akne, die durch fettende Haut gefördert werden. Der Emulgator reagiert empfindlich auf saure Zutaten wie Salze oder Harnstoff und ist für solche Anwendungen nicht geeignet.

Weitere verwendete Zutaten

Konservierungsstoffe verwende ich in meinen Rezepten nicht. Ich habe mich auf die natürlichen konservierenden Eigenschaften von ätherischen Ölen, Zucker, Alkohol, Hygiene, Lagerung und

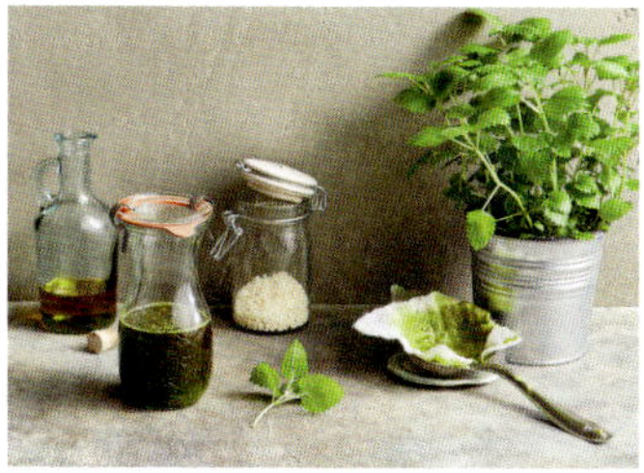

elektrisch aktiviertem Wasser verlassen. Wenn Sie aber dennoch eine längere und sicherere Haltbarkeit der Cremes und Salben wünschen, können Sie im Handel gängige Konservierungsstoffe kaufen. Allerdings sind diese zum Teil umstritten, da Sie allergieauslösend oder hormonell wirksam sein können und daher meiner Ansicht nach in Heilmitteln nichts zu suchen haben.

Destilliertes Wasser wird in Salben und Cremes verwendet, um die Haltbarkeit zu verlängern und Verunreinigungen durch Hormone, Keime oder Giftstoffe wie Blei auszuschließen. Sie können auch abgekochtes Wasser oder Quellwasser nehmen, dann verkürzt sich aber möglicherweise die Haltbarkeit.

Elektrisch aktiviertes Wasser, auch bekannt unter dem Namen Steriplant, wird durch ein spezielles Elektrolyseverfahren mit Salz hergestellt, wodurch es eine desinfizierende Wirkung erhält. Es tötet patogene Pilze, Viren und zum Teil sogar multiresistente Keime innerhalb von 10 bis 20 Minuten ab. Chemisch gesehen handelt es sich nach wie vor um gewöhnliches Leitungswasser und Tafelsalz, das ist das Gute daran. Es ist daher weder toxisch oder ätzend und in Deutschland sogar Bio-zertifiziert. Leider verliert es im Thermomix einen Teil seiner Wirkung, da dieser aus Metall besteht und das Wasser physikalisch gesehen in seine Ursprungsform zurückzwingt. Außerdem sollte es nicht über 50 Grad erhitzt werden. Es ist aber hervorragen zum Reinigen der Utensilien geeignet. In den im Thermomix zubereiteten Salben hat es zwar eine reduzierte, aber dennoch desinfizierende Wirkung.

Schüßler-Salze sind homöopathische Medikamente. Es sind Mineralsalze, die durch homöopathische Potenzierung für die Aufnahme durch die Körperzellen aufgeschlüsselt werden und dem Körper helfen, genau diese Mineralsalze besser aufnehmen und verwerten zu können. In einigen Rezepten habe ich den Ansatz der Schüßler-Therapie mit der Phytotherapie kombiniert, zum Beispiel bei der Hämorrhoidensalbe (Seite 101).

Bach-Blüten werden therapeutisch zur Lösung seelischer Blockaden und die Wiederherstellung des seelischen Gleichgewichts eingesetzt, wodurch sich infolgedessen auch körperliche Probleme regulieren können. Ich finde, dass man diese Tropfen gut mit der Phytotherapie kombinieren kann, denn wir wollen ja ganzheitlich behandeln und heilen. Gerade bei chronischen Erkrankungen wie beispielsweise Rheuma oder anderen Schmerzerkrankungen ist immer auch der emotionale und psychische Sektor betroffen, unabhängig davon wo die Ursache liegt, Körper oder Psyche.

Hydrolate sind Blüten- oder aromatische Wässer, die als Nebenprodukte der Wasserdampfdestil-

Naturmittel wirken zwar langsam, aber auch hier können Überdosierungen gesundheitliche Folgen haben. Halten Sie sich an die Rezepturen und Anwendungsbeschreibungen.

lation von Pflanzen anfallen, also bei der Herstellung von ätherischen Ölen. Sie enthalten wasserlösliche Pflanzeninhaltsstoffe und auch Spuren des ätherischen Öles. Sie haben ähnliche Wirkungen wie die entsprechenden ätherischen Öle, wirken allerdings milder und können nicht ganz so leicht überdosiert werden.

Vitamin E wird gerne in Hautcremes eingesetzt, die der Zellalterung vorbeugen sollen. Es hat allerdings auch gute Heileigenschaften, da die Zellneubildung gefördert wird. Außerdem schützt es die Haut vor schädlicher Sonneneinstrahlung und hat konservierende Eigenschaften.

SoFi Tix Breitband ist ein Sonnenschutzfilter auf Basis von Zinkoxid und silikonbeschichteten Titandioxid-Pigmenten, der UV-A- und UV-B-Strahlen absorbieren kann und nicht weißelt. Zwar haben auch Pflanzenöle einen eigenen Sonnenschutzfaktor, deren Höhe aber meistens nicht ausreichend und normierbar ist. Um einen verlässlichen Sonnenschutz zu gewährleisten, sollte man daher auf einen industriell genormten

ACHTUNG!

Das Buch ersetzt keinen Arztbesuch oder andere medizinische Hilfsmittel, vor allem keine Untersuchung und entsprechende Therapie. In Schwangerschaft und Stillzeit besprechen Sie die Anwendung der Rezepte mit Ihrem Arzt, Apotheker oder Ihrer Hebamme.

Wie alle Naturheilmittel wirken diese Mittel langsam und sollten über einen Zeitraum von mehreren Wochen regelmäßig eingenommen werden, damit ein Erfolg spürbar ist. Allerdings gilt auch hier der Satz: »Die Dosis macht das Gift!«, denn auch Kräuter können überdosiert werden. Manche Kräuter sollten Sie nur zeitweise oder in bestimmten Mengen einnehmen. Achten Sie daher besonders auf die Anwendungsbeschreibung der Rezepte und auf Ihre eigene körperliche Reaktion.

Lesen Sie immer genau die Anwendungsbeschreibungen am Ende der Rezepte. Hier erfahren Sie nicht nur, bei welchen Indikationen Sie die Mittel nutzen können, sondern auch, wie Sie diese korrekt verwenden und dosieren.

mineralischen Sonnenschutzfilter zurückgreifen. Mit jedem Prozentanteil an SoFi Tix in der Creme erhöht sich der Lichtschutzfaktor um 2. Mit der Zugabe von 10 Prozent SoFi Tix erhält man also einen LSF von 20. Bei einer höheren Dosierung leidet allerdings die Konsistenz.

WAS SIE NOCH BRAUCHEN

Neben Ihrem Thermomix und einigen gewöhnlichen Küchenutensilien ist ein **Passiertuch** zum Filtern hilfreich. Im Notfall kann auch Küchenpapier, das in einzelne Lagen geteilt wird, in das Sieb eingelegt werden. Es eignet sich aber nicht so gut zum Ausdrücken von vollgesogenem Kraut. Zudem kann man es statt einer Mullkompresse für Auflagen benutzen. Als Ersatz für Mullkompressen können Sie auch ein dünnes Baumwolltaschentuch verwenden. Ein **Teesieb** eignet sich für das Abgießen von fein zerkleinerten Kräutern, ein **Kaffeefilter** filtert auch die allerkleinsten Teile heraus. Am besten legt man den Filter in einen Standfilter ein, damit die Druckfläche erhöht wird, dann geht es etwas schneller. Es kann aber dennoch einige Zeit in Anspruch nehmen, also üben Sie sich in Geduld oder lassen Sie es über Nacht abtropfen. Es kann passieren, dass sich der Filter mit Pflanzenteilen zusetzt und nichts mehr durchgeht. In diesem Fall wechseln Sie den Filter, nötigenfalls auch mehrmals.

Zum Ansatz und zur Aufbewahrung von Ölen, Tinkturen, aber auch in kleiner Form als Cremetiegel und zum Abfüllen einer Lotion sind gut gespülte und sterilisierte **Einmachgläser** geeignet. **Flaschen** eignen sich zur Aufbewahrung flüssiger Medien wie Auszügen. Am einfachsten und preisgünstigsten sind leere Schnapsflaschen oder gut ausgespülte Bierflaschen mit Bügelverschluss. Medizinflaschen mit Tropf-, Sprüh-, Pipetten-, Pumpaufsatz am besten aus Braunglas, Lotionsflaschen, Cremetiegel – alles ist praktisch. Mögliche Bezugsquellen finden Sie im Anhang.

WAS SIE NOCH WISSEN SOLLTEN

Für dieses Buch habe ich sowohl traditionelle Rezepte an die Herstellung im Thermomix angepasst als auch von mir entwickelte neue Rezepte aufgenommen, die bereits in eigener Praxis angewendet werden. Es soll Ihnen helfen, gewöhnliche Kräuter und Nahrungsmittel gesundheitsfördernd, bekömmlich und vielleicht sogar lecker in Ihren Alltag einzubauen.

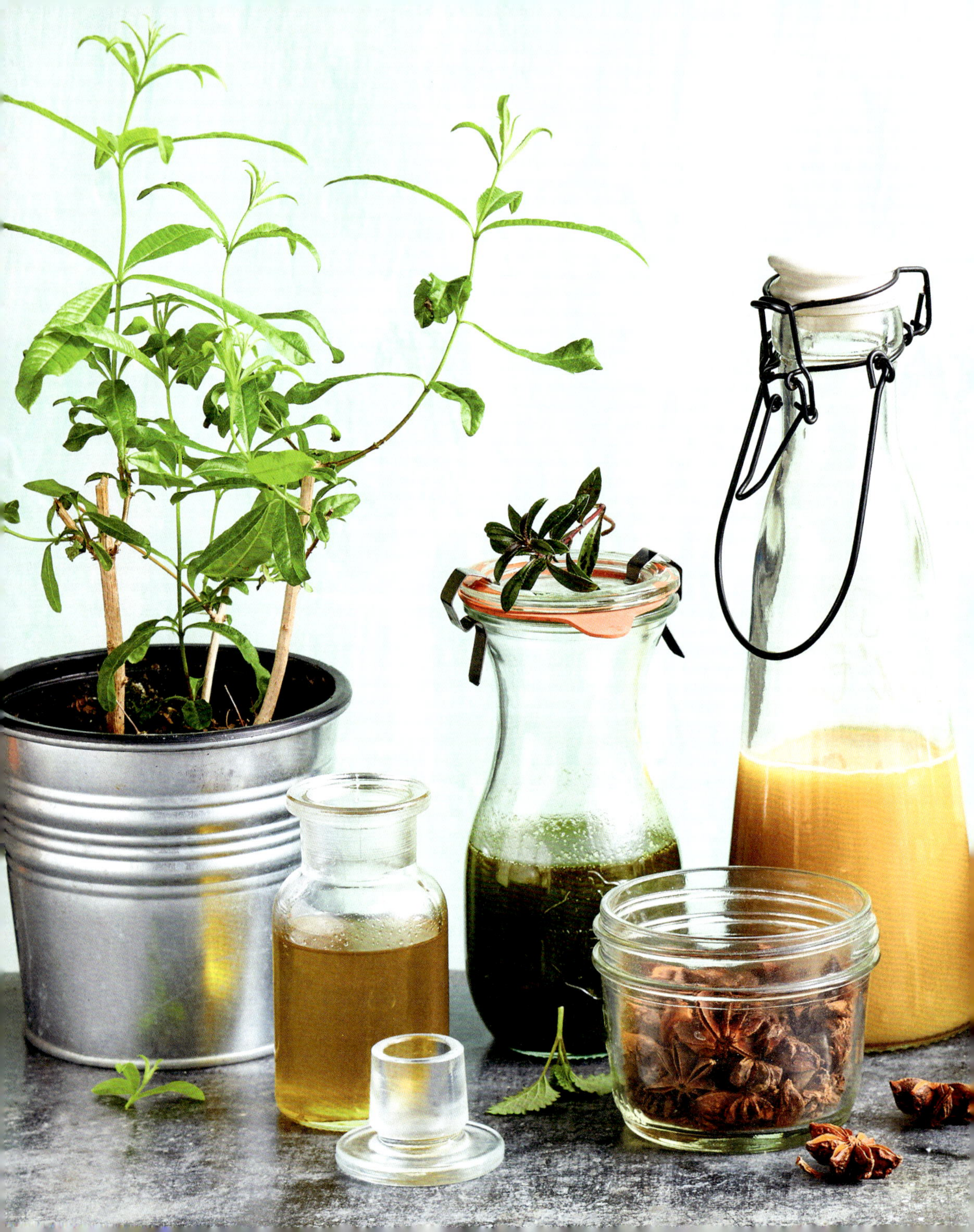

Die Rezepte

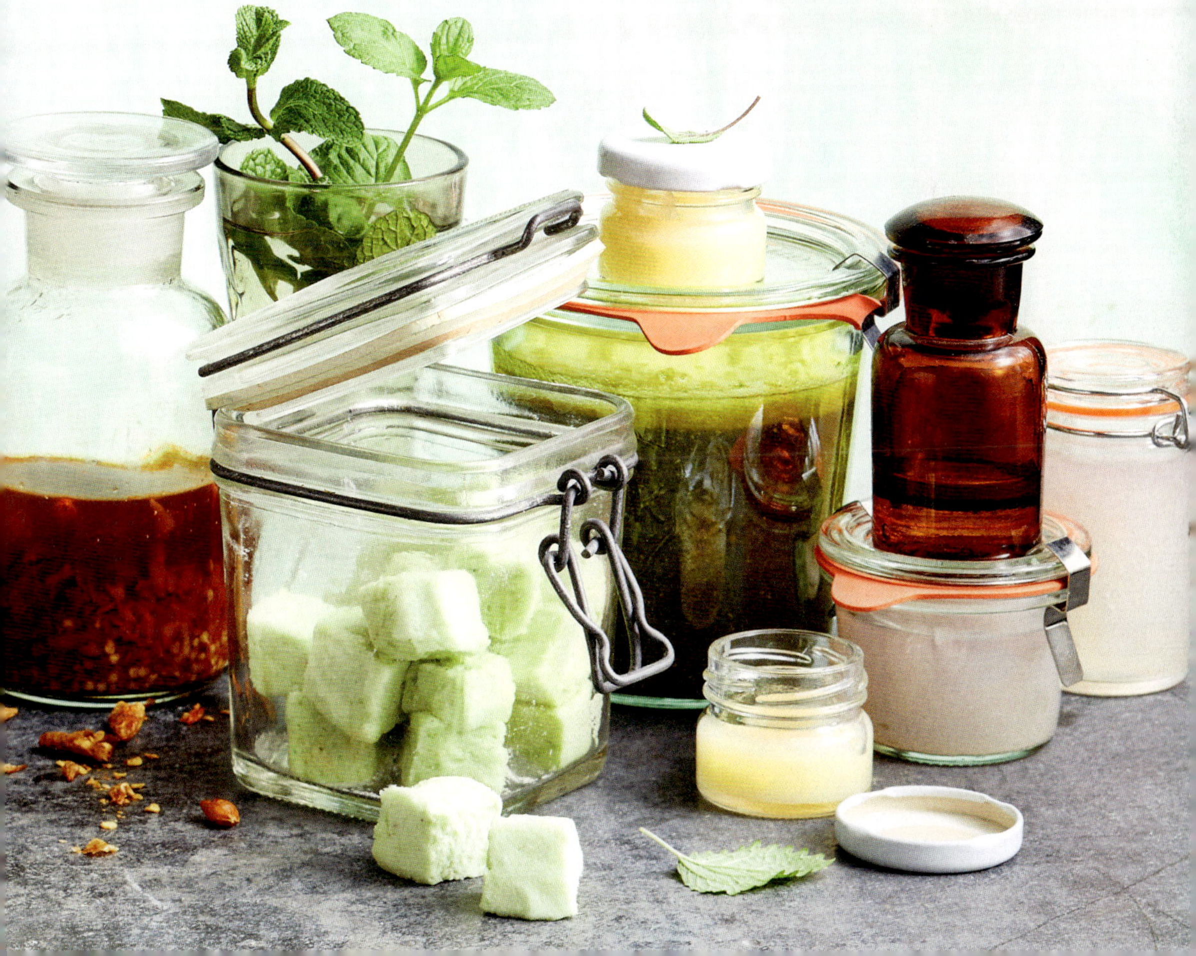

Atemwege, Ohren, Mund und Augen

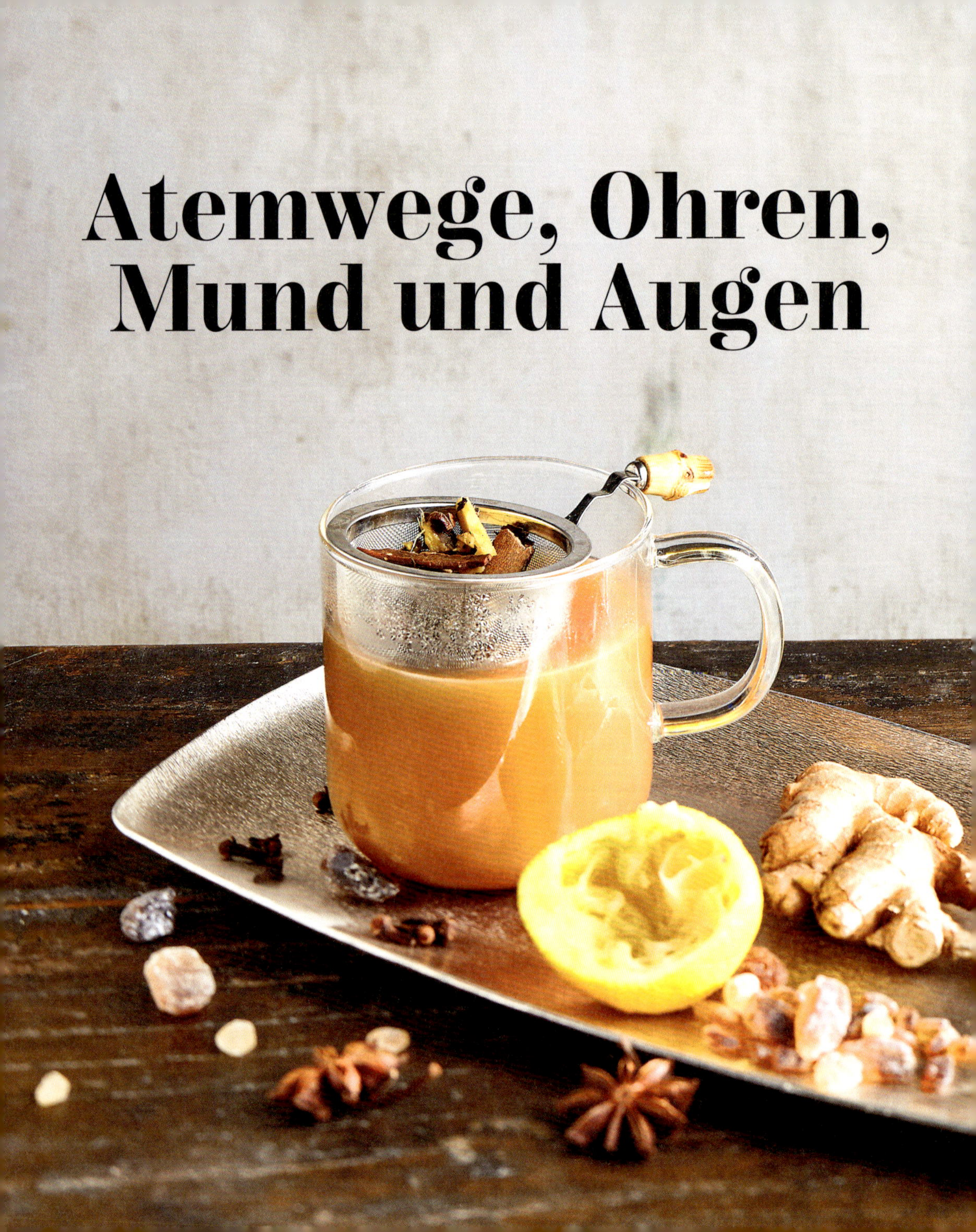

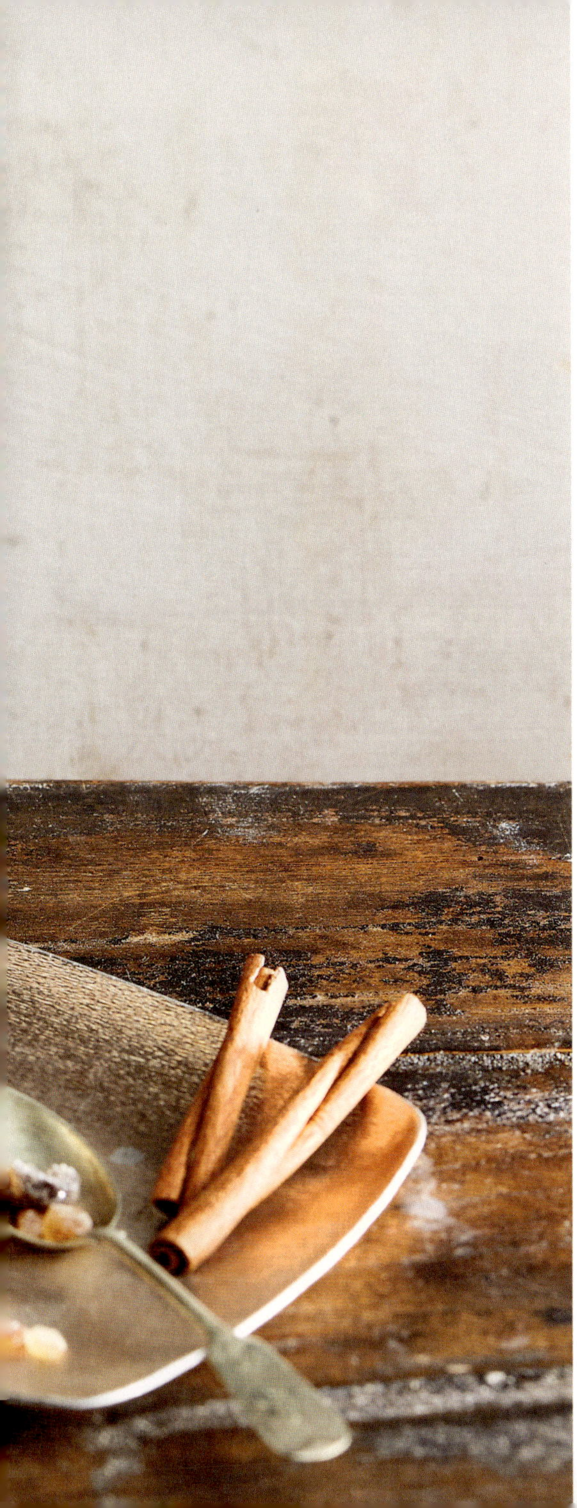

250–300 ml | 15 Min. | 13 Min.

Hot Toddy

bei ersten Erkältungsanzeichen

2 cm Ingwer (oder 2 cl Ingwerwein), 1 Zimtstange, 5 Gewürznelken, 1 Sternanis, 250 g Wasser, 4 cl Whisky, Saft von ½ Zitrone, 1 TL schwarze Teeblätter, Honig oder Kandiszucker nach Geschmack

- Ingwer waschen, in Scheiben schneiden und mit der durchgebrochenen Zimtstange, Nelken und Sternanis im Mixtopf **3 Sek./Stufe 5** hacken. Wasser dazugeben und **10 Min./100 Grad/Stufe 2** kochen.
- Whisky, Zitronensaft, Teeblätter und Ingwerwein (wenn verwendet) zugeben und **3 Min./80 Grad/ Stufe 2** kochen.
- Durch ein Teesieb in eine große Tasse oder ein Glas abseihen. Mit Honig oder Zucker nach Geschmack süßen. Gesüßt wirkt der Hot Toddy schneller.

ANWENDUNG: Hot Toddy ist die »schottische Variante der Grippeimpfung«. Sobald eine Erkältung naht, trinkt man ihn und legt sich danach sofort dick eingepackt ins Bett. Autofahren nicht empfohlen! Der Hot Toddy wärmt sowohl durch den Alkohol als auch die antibakteriellen Gewürze und den heißen Zitronensaft, der zusätzlich das Immunsystem ankurbelt. So schwitzt man die Erkältung aus. Im Anfangsstadium einer Erkältung 1 Glas abends vor dem Zubettgehen trinken.

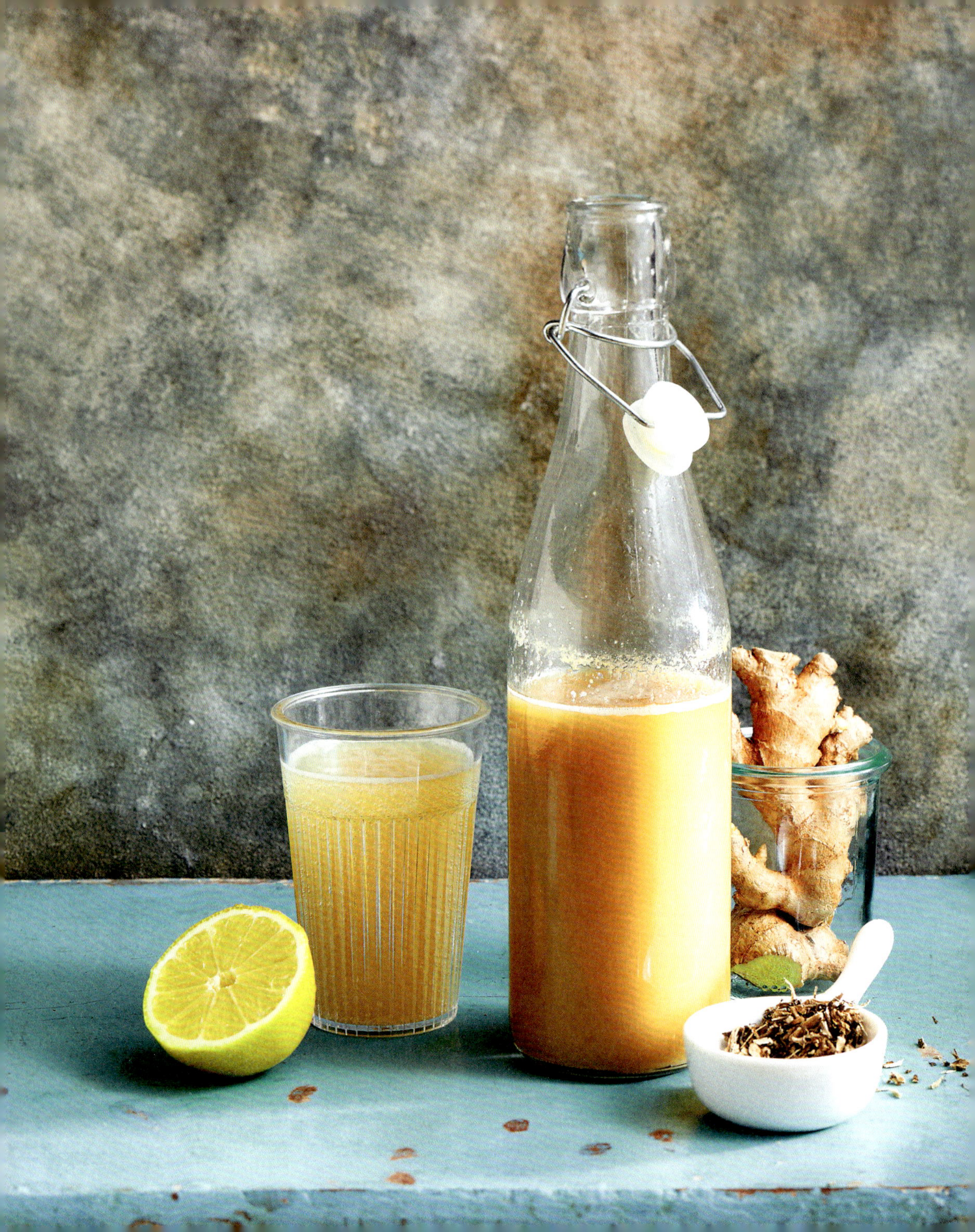

Kräuter-Hustensirup

ca. 650 ml | 15 Min. | 13 Min.

bei Husten und Halsschmerzen

5 g Königskerzenblüten, 5 g Spitzwegerichblätter, 5 g Huflattichblätter, 5 g Thymianblättchen, 300 g Wasser, 500 g Honig (am besten regional), 2–3 Tr. äth. Thymianöl Linalool (Bio)

AUSSERDEM:

0,75-l-Einmachglas

- Kräuter mit Wasser im Mixtopf **10 Min./100 Grad/Stufe 2** mit Messbecher kochen.
- Sud durch ein mit einem Passiertuch ausgelegtes Sieb abseihen und gut ausdrücken. Vorsicht, heiß!
- Mixtopf reinigen, Sud (ca. 150 g) mit dem Honig hineingeben und **3 Min./70 Grad/Stufe 2** vermischen. Optional Thymianöl hinzugeben. **3 Sek./Stufe 3** verrühren, in ein Einmachglas füllen.

HALTBARKEIT: gut gekühlt mind. 1 Jahr

ANWENDUNG: Vermindert Hustenreiz und löst Schleim aus den Bronchien. Bei Bedarf 1 EL; bei hartnäckigem und festsitzendem Husten 3- bis 4-mal täglich 1–2 EL einnehmen.

Achtung! Für Säuglinge, Kleinkinder und Schwangere nicht geeignet.

◂ *Sonnenhut-Ingwer-Bier*

10–20 Port. | 17 Min. | 15 Min.

Sonnenhut-Ingwer-Bier

stärkt das Immunsystem

10 g Sonnenhutwurzel, 300 g kochendes Wasser, 100 g Ingwer, 150 g Rohrzucker (oder Honig), Saft von 2 Zitronen

AUSSERDEM:

0,5-l-Flasche

- Sonnenhutwurzel in einer Schüssel mit kochendem Wasser übergießen und 15 Min. ziehen lassen.
- Ingwer schälen und in Scheiben schneiden. Mit Rohrzucker und Zitronensaft im Mixtopf **20 Sek./Stufe 8** zerkleinern.
- Tee durch ein Teesieb filtern, in den Mixtopf geben und **4 Sek./Stufe 8** vermischen.
- Gareinsatz einhängen, mit dem Spatel festhalten und alles in eine Flasche abseihen.

HALTBARKEIT: gut gekühlt bis zu 2 Wochen

ANWENDUNG: Zur Vorbereitung auf die Erkältungszeit bringen Sie mit einer 3- bis maximal 4-wöchigen Ingwer-Sonnenhut-Kur Ihr Immunsystem auf Vordermann: Einmal täglich 30–40 ml Sirup in ein Glas geben und mit Mineralwasser auffüllen.

Achtung! Bei einer bestehenden Autoimmunerkrankung den Sonnenhut weglassen.

Tipp: Der Zucker kann weggelassen oder durch Honig ersetzt werden.

5 Port.

Nasenspray

8 Min. | 7 Min.

bei Schnupfen und Kopfschmerzen

110 g Wasser, 1 g Meersalz, 2–3 Tr. äth. Pfefferminzöl
AUSSERDEM:
5 20-ml-Nasensprayflaschen

- Wasser und Salz im Mixtopf **7 Min./60 Grad/Stufe 4** auflösen.
- Pfefferminzöl zugeben und **3 Sek./Stufe 3** unterrühren.
- In die Sprühflaschen abfüllen.

HALTBARKEIT: mit Pfefferminzöl bis zu 1 Jahr. Kann auch ohne ätherisches Öl als Kochsalzspray hergestellt werden, die Haltbarkeit ist dann kürzer.

ANWENDUNG: Antibakteriell und leicht abschwellend. Kann auch bei beginnenden Kopfschmerzen hilfreich sein. In jedes Nasenloch 1 Hub sprühen und verreiben.
Achtung! Mit Pfefferminzöl nicht für Kinder unter 5 Jahren geeignet!

Erkältungsbalsam

5 Min.

50 ml

bei Erkältung oder Bronchitis

30 g Jojobaöl, 20 g Lanolin, 2 g Bienenwachs, 15 Tr. äth. Zedernöl, 15 Tr. äth. Eukalyptusöl Radiata, 15 Tr. äth. Tymianöl Linalool
AUSSERDEM:
50-ml-Einmachglas

- Jojobaöl, Lanolin und Wachs im Mixtopf **1,5 Min./80 Grad/ Stufe 2** schmelzen.
- Sobald das Wachs geschmolzen ist, ohne Erhitzen auf **Stufe 1** weiterlaufen lassen und ätherische Öle hinzugeben.

HALTBARKEIT: mind. 1 Jahr

ANWENDUNG: Lindert Husten und befreit die Nase. Bei einer akuten Erkältung oder Bronchitis 3- bis 4-mal täglich Brust-, Hals- und Nasenbereich einreiben.
Achtung! Für Kinder von 6–12 Jahren nur ⅓ der Menge an ätherischen Ölen (Seite 98) verwenden!

1 Port.

Inhalations-Dampfbad

1 Min.

bei Sinusitis, Asthma und Bronchitis

1 geh. EL Thymianblättchen, 1 geh. EL Kamillenblüten, 1 geh. EL Huflattichblätter, 1 l kochendes Wasser, 2–3 Tr. äth. Öl (optional; z. B. Eukalyptus, Thymian, Pfefferminz)
AUSSERDEM:
großes Handtuch

- Kräuter im Mixtopf mit kochendem Wasser übergießen. (Nicht im Thermomix mitkochen) Alles **20 Sek./Stufe 8** zerkleinern. Ätherisches Öl hineingeben und sofort anwenden.

ANWENDUNG: Mixtopf ohne Deckel auf den Tisch stellen. Ein großes Handtuch über Mixtopf, Kopf und Schultern breiten. 15 Min. tief ein- und ausatmen.
Achtung! Für kleine Kinder in eine flache Wanne füllen und keine ätherischen Öle zugeben!

▸ *Nasenspray*

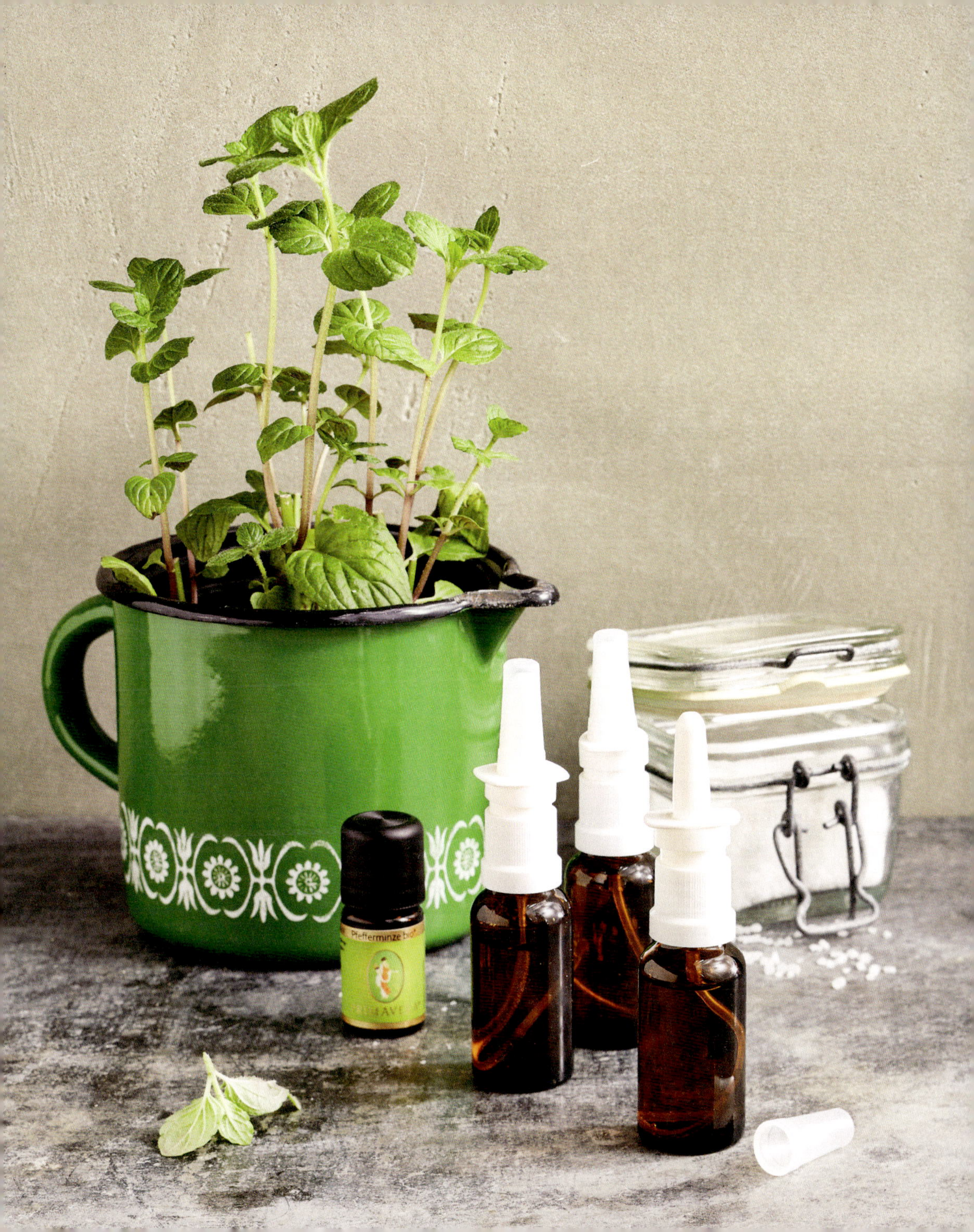
Pfefferminze bio

Holunder-Schwitzkur

1 Port. | *11 Min.* | *10 Min.*

bei Erkältung

5 g Lindenblüten, 250 g Wasser, 40 g Holunderblütensirup (Seite 19)

- Lindenblüten mit Wasser im Mixtopf **10 Min./100 Grad/Stufe 2,5** kochen. Nach **9 Min.** den Holunderblütensirup hinzugeben.
- Sud durch ein Teesieb in eine Tasse abseihen und möglichst warm trinken.

ANWENDUNG: Holunder und Lindenblüten helfen dem Körper, Infekte schneller und besser zu verarbeiten. Die Körpertemperatur wird erhöht und der Infekt ausgeschwitzt. Trinken Sie den Tee möglichst warm und legen Sie sich mit einer Wärmflasche ins Bett. Nehmen Sie bei beginnender Erkältung 3–4 Tassen täglich zu sich. Vor dem Zubettgehen die doppelte Dosis aufzunehmen ist effektiver, als sie über den Tag zu verteilen.

Tipp: Sie können den Geschmack sowie die Wirkung noch mit Zitronensaft und Honig verbessern.

200 ml | *11 Min. + 2 Std. Ziehzeit* | *2 Std. 10 Min.*

Antibakterielles Mundspray

für frischen Atem

5 g Thymianblättchen, 5 g Eukalyptusblätter, 5 g Anis, 3 TL Gewürznelken, 150 g Wasser, 200 g Wodka, 2 Tr. äth. Zitronenöl, 2 Tr. äth. Pfefferminzöl, 4 EL Glycerin

AUSSERDEM:

200-ml-Medizinflasche (Braunglas) mit Sprühaufsatz

- Kräuter, Gewürze und Wasser im Mixtopf **10 Min./100 Grad/Stufe 2** kochen. Dann **1 Std./Stufe 1,5 ziehen** lassen.
- Wodka hinzugeben und **1 Min./Stufe 10** pürieren. Danach erneut **1 Std./Stufe 1,5** ziehen lassen.
- Flüssigkeit durch ein Teesieb filtern, ätherische Öle und Glycerin hinzugeben und verrühren.

HALTBARKEIT: mind. 1½ Jahre

ANWENDUNG: Das Mundwasser wirkt antibakteriell und verdauungsfördernd. Es erfrischt Atem und Geschmack und unterstützt die Verdauung, was ebenfalls Mundgeruch reduziert. Nach den Mahlzeiten oder bei Bedarf 2–3 Sprühstöße in den Mund geben.

Tipp: Wer Zeit hat, kann die unzerkleinerten Kräuter und Gewürze 14–21 Tage im Wodka ziehen lassen, dann wird die Flüssigkeit schön klar und man erhält eine größere und höher konzentrierte Menge Mundspray.

900 ml | *8 Min. + 10 Tage Ziehzeit* | *6 Min.*

Mundwasser

bei Entzündungen und Karies

15 g Süßholzwurzel, 20 g grüne Teeblätter, 10 g Thymian, 10 g Beinwellwurzel, 5 g Hirtentäschelkraut, 450 g Wodka, 500 g Wasser, 3 TL pflanzliches Glycerin, 8 Tr. äth. Bio-Zitronenöl

AUSSERDEM:

1-l-Weithalsglas, 1-l-Flasche

- Süßholzwurzel, 10 g grünen Tee, 5 g Thymian, 5 g Beinwellwurzel sowie das Hirtentäschelkraut in das Weithalsglas geben und mit Wodka übergießen.
- Restlichen grünen Tee, Thymian, Beinwellwurzel und Wasser im Mixtopf **6 Min./100 Grad/Stufe 2** kochen.
- Kräuter **10 Sek./Stufe 8** pürieren und durch ein Passiertuch abseihen. Tee zu der Tinktur im Weithalsglas geben, Glas gut verschließen und 10 Tage auf die Fensterbank stellen. Einmal täglich schütteln.
- Nach 10 Tagen die Tinktur durch ein Teesieb abseihen, Glycerin und ätherisches Öl zugeben. In eine Flasche füllen, gut verschließen und kräftig schütteln, damit sich alles gut vermischt.

HALTBARKEIT: mind. 1 Jahr

ANWENDUNG: Beinwell hat eine zahnschmelzstabilisierende und knochenaufbauende Wirkung. Die anderen Kräuter wirken antibakteriell und verhindern Karies sowie unangenehmen Mundgeruch. 2- bis 3-mal täglich ca. 2 Min. mit 20 ml des Mundwassers verdünnt in Wasser gurgeln. Dann ausspucken!

Tipp: Die Wirkung auf den Zahnschmelz lässt sich verstärken, wenn Sie parallel zu dem Mundwasser das Kalziumpulver (Seite 38) anwenden.
Achtung! Die Tinktur ist sehr stark und wegen des Beinwells nicht für die innerliche Anwendung geeignet. Beinwellprodukte nie länger als 6 Wochen am Stück anwenden, dann 2 Wochen pausieren!

Lippenbalsam

60 ml | *7 Min.* | *5 Min.*

bei Lippenherpes

30 g Melissen-Ölauszug (Seite 18), 10 g Bienenwachs, 20 g Sheabutter, 10 Tr. äth. Teebaumöl, 10 Tr. äth. Lavendelöl, 20 Tr. äth. Cajeputöl
AUSSERDEM:
2 30-ml-Einmachgläser

- Ölauszug und Bienenwachs zusammen in den Mixtopf geben und das Wachs **2,5 Min./80 Grad/ Stufe 1** schmelzen.
- Mixtopf abkühlen lassen, bis die Temperaturanzeige auf 60 Grad gesunken ist. Sheabutter hinzugeben und **2,5 Min./50 Grad/Stufe 1** schmelzen. Währenddessen das ätherische Öl durch die Deckelöffnung dazugeben.
- Den noch flüssigen Balsam zügig in die Einmachgläschen umfüllen.

HALTBARKEIT: mind. 6 Monate

ANWENDUNG: Wirkt antibakteriell, antiviral und pflegt zusätzlich die Haut. Zu verwenden bei Herpes labialis, entzündeten Mundwinkelrhagaden oder zur Vorbeugung.
Betroffene Stellen 3- bis 4-mal täglich mit dem Balsam betupfen.

90 Port. | *1 Std. 44 Min.* | *1 Std. 42 Min.*

Kalziumpulver

zur Zahnstärkung

30 g Bio-Eierschalen (von ca. 6 Eiern), 30 g Brennnesselblätter, 30 g Mohnsamen
AUSSERDEM:
100-ml-Einmachglas

- Eierschalen waschen, 10 Min. in Wasser auskochen und gründlich trocknen. Am schnellsten geht das Trocknen im Backofen auf Backpapier 1 Std. 30 Min. bei 75 Grad (Kochlöffelstiel in die Tür klemmen).
- Eierschalen, Brennnesselblätter und Mohn in den Mixtopf geben und **2 Min./Stufe 10** pulverisieren. Küchenpapier zwischen Messbecher und Deckelöffnung legen, denn es staubt! Pulver in das Einmachglas füllen.

HALTBARKEIT: trocken gelagert mind. 1½ Jahre

ANWENDUNG: Zur kurmäßigen Nahrungsergänzung im Winter, zu Aufbau und Stärkung der Zähne, Knochen und Haut. Dazu 3-mal täglich 1 gestr. TL (ca. 1 g) in ein wenig Saft, Honig oder Joghurt aufnehmen. Auch Ihrem Vierbeiner können Sie zur Nahrungsergänzung etwas unter das Futter mischen. **Achtung!** Bei Nierenerkrankungen wie Niereninsuffizienz oder Nierensteinen nur nach Rücksprache mit dem Arzt oder Therapeuten anwenden.

200 ml | 20 Min. + 2–4 Wochen Ziehzeit | 15 Min.

Chilitinktur

bei Halsentzündung

50 g frische oder 25 g getrocknete rote Chilischoten, 200 g Wodka, 1 TL Honig
AUSSERDEM:
10-ml-Tropfflasche, Einmachglas oder verschließbare Flasche

- Stiele von den Chilischoten entfernen und Schoten im Mixtopf **3 Sek./Stufe 5** hacken. Mit dem Spatel nach unten schieben (dabei nicht einatmen! Das Pulver brennt in der Lunge!). Wodka zugeben und **15 Min./70 Grad/Stufe 2** erhitzen.
- Die sofort benötigte Menge filtern (ca. 10 ml in eine Tropfflasche). Den Rest in ein Einmachglas füllen, mit Wodka auf 250 ml auffüllen, den Honig einrühren und verschließen.
- 2–4 Wochen an einen warmen Ort stellen. Dann durch ein feines Teesieb filtern und zur Aufbewahrung in ein Einmachglas oder eine Flasche füllen.

HALTBARKEIT: gut verschlossen ca. 1½ Jahre

ANWENDUNG: Chili und Honig wirken antibakteriell und teilweise antiviral. Chili fördert zudem stark die Durchblutung, sodass der Infekt in Hochgeschwindigkeit bearbeitet wird. Der Honig legt sich wie ein Film auf den wunden Hals und verteilt die Chilitinktur im Rachenraum. Dadurch kann der Wirkstoff des Chilis, das Capsaicin, länger und besser wirken. Das Brennen ist zunächst sehr stark, lässt aber kurz nach der Zufuhr merklich nach und die Halsschmerzen nehmen deutlich ab.
3- bis 5-mal täglich 1–3 Tropfen auf 1 TL Honig im Mund zergehen lassen und schlucken.

100 Stück | mind. 45 Min. + 2 Std. Ruhezeit | 30 Min.

Eibischteig

bei rauem Hals und Husten

50 g Eibischwurzel in Stücken (alternativ pulverisiert), 180 g Wasser, 300 g Zucker, 55 g Speisestärke, 2 Pck. gemahlene Gelatine (18 g), 1 Pck. Bourbon-Vanillezucker, 1 TL Vitamin-C-Pulver, Saft von 1 Limette, 10 Tr. äth. Zitronenöl (Bio), 1 Prise Salz, grüne Lebensmittelfarbe (optional), Olivenöl zum Fetten

- Eibisch im Mixtopf **1 Min./Stufe 10** pulverisieren. Umfüllen, 100 g Wasser zugeben, glatt verrühren und 30 Min. quellen lassen.
- Zucker **50 Sek./Stufe 10** pulverisieren und umfüllen. 25 g davon mit der Stärke in einem Schälchen einwiegen und vermischen.
- Rühraufsatz einsetzen. Restliches Wasser, Gelatine, Vanillezucker, Vitamin-C-Pulver, Limettensaft, Zitronenöl, Salz und Lebensmittelfarbe im Mixtopf **5 Sek./Stufe 3** verrühren und 5 Min. quellen lassen.
- Eine Auflaufform (30 × 20 cm) fetten und die Hälfte der Zucker-Stärke-Mischung auf Boden und Rand sieben.
- Gelatinemischung **2,5 Min./50 Grad/Stufe 2** auflösen. Gequollenen Eibisch zugeben und **3 Min./Stufe 3,5** mit eingesetztem Messbecher verrühren. Restlichen pulverisierten Zucker nach und nach durch die Deckelöffnung rieseln lassen. Nochmals **2 Min./Stufe 2,5** aufschlagen.
- Rühraufsatz entfernen und die Mischung in die Auflaufform geben. Die zähe Masse muss Spitzen bilden, wenn man sie zieht. Auflaufform mit Frischhaltefolie bedecken und Masse mindestens 2 Std. bei Zimmertemperatur trocknen lassen, besser über Nacht.
- Etwas Zucker-Stärke-Mischung auf die Masse sieben und auf ein Brett stürzen. Mit einem mit pulverisiertem Zucker bestäubten Messer in Würfel schneiden. Einzeln mit der Zuckermischung bestreuen.

HALTBARKEIT: luftdicht aufbewahrt mind. 2–3 Wochen

ANWENDUNG: Schon die alten Ägypter aßen bei Halsschmerzen den aus Eibischwurzelbrei und Zucker bereiteten Eibischteig. Der Schleim des Eibischs legt sich über die entzündete Rachenhaut und mildert den Schmerz. Bei Halsschmerzen, Husten, Magen- und Darmschleimhautentzündung bei Bedarf über den Tag verteilt 1 Würfel essen.

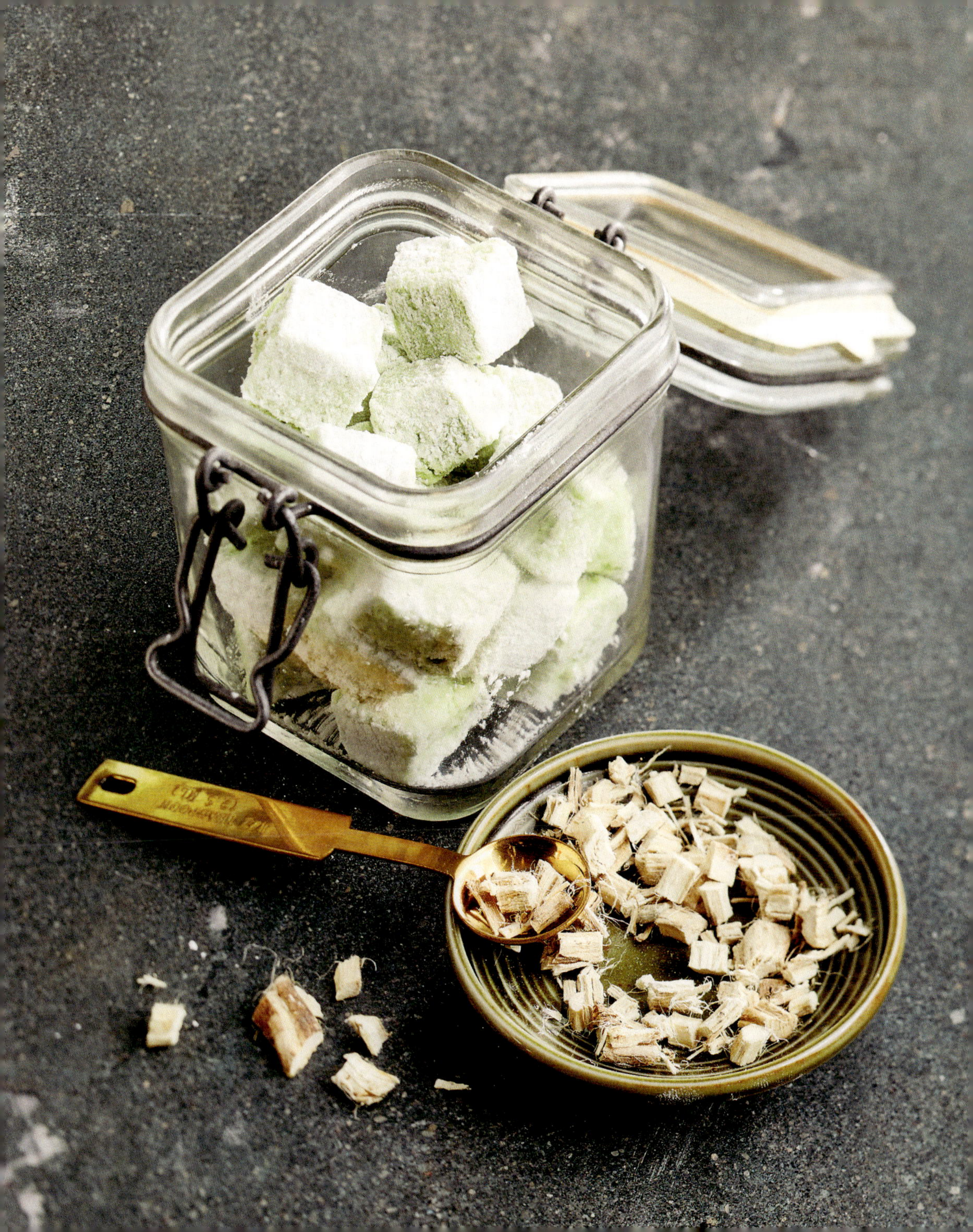

8–10 Port. | *7 Min.* | *5 Min.*

Leinsäckchen

bei Gerstenkorn

50 g Leinsamen, 200 g Wasser

AUSSERDEM:

6–8 Mullkompressen (10 × 10 cm) oder Küchenpapier, einlagig auseinandergenommen und in 4 Quadrate geschnitten

- Leinsamen im Mixtopf **5 Sek./Stufe 9** schroten.
- Wasser zugeben und **5 Min./100 Grad/Stufe 2** mit Messbecher köcheln lassen.
- Je 1 EL des Breis auf die Mitte der Mullkompressen oder des Küchenpapiers geben. Zu Päckchen falten und drehen.
- Die Päckchen können im eingehängten Sieb des Thermomix warm gehalten werden, wenn der Mixtopf mit heißem Wasser bis zur Halblitermarkierung gefüllt ist. Sofort verwenden.

ANWENDUNG: Leinsamen erweicht das Gewebe und zieht bei Gerstenkorn, Hagelkorn, Furunkeln und Ödemen Eiter oder Wasser heraus. Hilfreich auch bei Nebenhöhlenvereiterungen, Kopfgrippe oder Ganglion.

So warm wie möglich auflegen, Wärme vorher am Handrücken testen! Mindestens 5 Min. wirken lassen, dann durch eine neues Päckchen ersetzen. 1- bis 2-mal täglich durchführen. Wenn der eitrige Furunkel sich entleert hat, eine Wundheilsalbe auftragen.

Augentrost-Kompressen

8 Port. | *12 Min.* | *10 Min.*

zur Erholung der Augen

10 g Augentrostkraut, 5 g süße Fenchelsamen, 5 g Gänseblümchenblüten, 300 g Wasser

AUSSERDEM:

8 ungebleichte Teefilter oder Mullkompresse

- Alle Zutaten in den Mixtopf geben und mit eingesetztem Messbecher **10 Min./100 Grad/Stufe 1,5** aufkochen.
- Messbecher gut festhalten alles **30 Sek./Stufe 10** mit dem Restwasser zu einer Paste verarbeiten.
- Je etwa 2 TL der feuchten Paste mit einem Teelöffel auf die Teefilter oder Kompressen verteilen. Zudrehen, in eine Frischhaltedose legen und kühl stellen, damit die Kompressen schön erfrischend sind.

HALTBARKEIT: kühl gelagert 1–2 Tage

ANWENDUNG: Zur Erholung geröteter, angestrengter Augen. Bei regelmäßiger Anwendung verschwinden Augenringe, Tränensäcke und lästiges Augenbrennen.

Je eine kühlende Kompresse ca. 10 Min. auf den Augen platzieren. 3- bis 4-mal täglich wiederholen, jeweils frische Teebeutel verwenden. Versuchen Sie, sich in dieser Zeit zu entspannen.

▸ *Leinsäckchen*

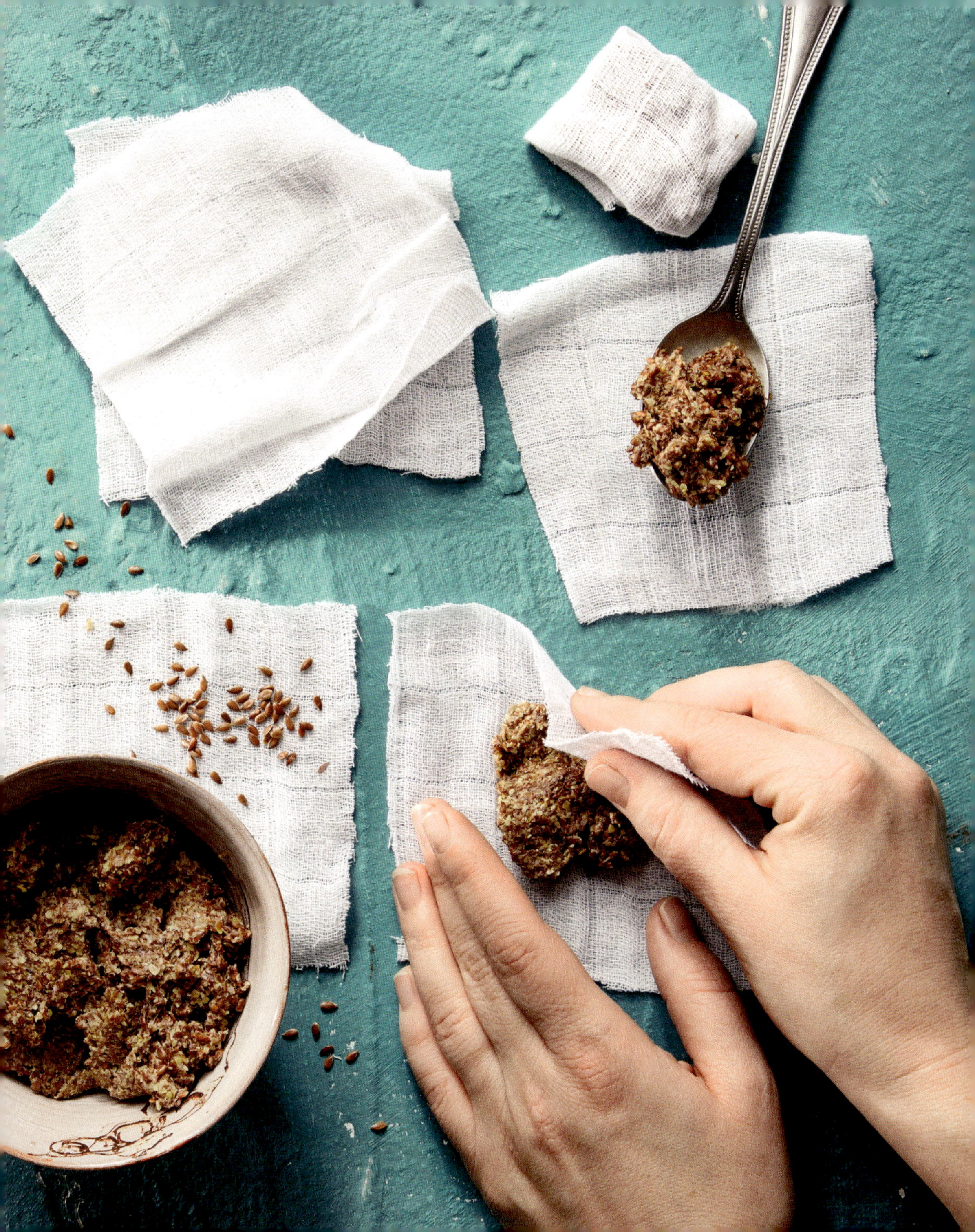

20 Port. | *16 Min. + Abkühlzeit* | *15 Min.*

Augentrost-Augenspülung

bei Bindehautentzündung

20 g Augentrostkraut, 500 ml Wasser, 5 g Kochsalz

AUSSERDEM:

0,5-l-Flasche, Augenbadewanne oder alte Schwimmbrille

- Augentrostkraut und Wasser im Mixtopf **8 Min./100 Grad/Stufe 1,5** mit eingesetztem Messbecher aufkochen. Salz zugeben und **7 Min./Stufe 4** auflösen.
- Durch einen Kaffeefilter oder ein Teesieb filtern. Es dürfen keine Schwebeteilchen mehr enthalten sein. Zugedeckt auf Körpertemperatur abkühlen lassen.
- Kann sofort verwendet werden. Rest in einer Flasche aufbewahren und zur Anwendung portionsweise auf Zimmer- bis Körpertemperatur aufwärmen.

HALTBARKEIT: kühl gelagert bis zu 5 Tage

ANWENDUNG: Zur Behandlung von entzündeten, geschwächten und überanstrengten Augen. Auch die Sehkraft wird bei regelmäßiger Anwendung verbessert. 3–4-mal täglich anwenden. Dafür eine Augenbadewanne oder eine Schwimmbrille mit dem körpertemperierten Bad füllen. Das Gefäß fest an das Auge drücken, den Kopf in den Nacken legen und »unter Wasser« kurz mehrfach das Auge öffnen.

Tipps: Zur Verbesserung der Wirkung trinken Sie 3-mal täglich 1 Tasse Augentrosttee. Dafür 3 g Tee mit 150 ml kochendem Wasser aufgießen, zugedeckt 10 Min. ziehen lassen und abseihen. Das Augenbad eignet sich auch für unterwegs als Augentropfen. Sie benötigen dann eine kleine Medizinflasche mit Pipette.

Vogelbeer-likör

50 Port.		17 Min. + über Nacht + 3 Wochen Ziehzeit	15 Min.

bei Glaukom

FÜR DIE TINKTUR:
frische rote Vogelbeeren (Ebereschenbeeren, 0,25–0,4 ml, am besten Ende August sammeln, bevor die Vögel alles abgeerntet haben), 1 Flasche Wodka (Menge nach Bedarf)

FÜR DEN LIKÖR:
1 Vanillestange, 1 Bio-Zitrone, 550 g Apfelsaft, 20 g Gojibeeren, 150 g Kandiszucker, 100 g brauner aromatischer Rum, 300 g Doppelkorn, 100 g Ebereschentinktur

AUSSERDEM:
0,5-l-Einmachglas, 1-l-Flasche

- Beeren säubern und in einem Gefrierbeutel über Nacht gefrieren.
- Ein 0,5-l-Einmachglas zu ½ bis ⅔ damit füllen und mit so viel Wodka übergießen, dass die Beeren gut schwimmen. 3–6 Wochen auf der Fensterbank stehen lassen. Täglich einmal schütteln, danach abseihen und abfüllen.
- Für den Likör Vanillestange und Zitrone in Stücke schneiden. Mit 500 g Apfelsaft und Gojibeeren im Mixtopf **15 Min./100 Grad/Stufe 1,5** mit Messbecher aufkochen.
- Zitronenschalen herausfischen und den Rest mit eingesetztem Messbecher **20 Sek./Stufe 8** pürieren. Den Sud durch ein Passiertuch filtern.
- Mixtopf säubern und Kandiszucker **10 Sek./Stufe 7** zerkleinern. Sud und restlichen Apfelsaft, Rum, Doppelkorn und Ebereschentinktur hinzugeben und **20 Min./50 Grad/Stufe 3** vermischen.
- In eine Flasche füllen, verschließen und kühl stellen (der Keller reicht aus). Die geöffnete Flasche im Kühlschrank aufbewahren.

HALTBARKEIT: kühl gelagert 2 Jahre

ANWENDUNG: Vogelbeeren sind zwar bitter, aber entgegen der weit verbreiteten Meinung nicht giftig. Sie sind bekannt für Ihre reinigende und ausleitende Heilkraft bei Nierensteinen und Rheuma und können sogar hohen Augeninnendruck senken. Die Gojibeere hat ähnliche Eigenschaften und verstärkt die Wirkung, Zucker und Alkohol beschleunigen sie. Kleine Mengen Alkohol haben ebenfalls einen positiven Einfluss auf den Augeninnendruck. 3-mal täglich ein Schnapsglas voll zu den Malzeiten trinken.

Tipps, Tricks, Wissenswertes

DAMIT ALLES GUT GEHT, HIER NOCH EIN PAAR TIPPS UND TRICKS ZUR HERSTELLUNG IHRER NATURMEDIZIN IM THERMOMIX

Auch wenn die Prozesse im Thermomix optimiert sind, sind manche Herstellverfahren nicht standardisierbar – zum Beispiel, weil sie wettersensibel sind. Sie kennen das sicherlich vom Brotteig. Sie haben sich exakt an die Angaben des Teigs gehalten, machen einen Teig zum 100. Mal und doch ist die Konsistenz, trotz gleicher Zutaten, viel flüssiger als gewohnt. In der Heilmittelherstellung sind besonders Salben mit einem hohen Wasseranteil wetteranfällig. Wasserphase und Fettphase emulgieren dann nicht immer so gut und die Salbe kann sich, wenn man sie beim Erkalten nicht kontinuierlich rührt, in ihre Bestandteile zerlegen. Auch die Konsistenz kann ein wenig anders ausfallen, was aber auch mit der Zimmer- oder Kühlschranktemperatur zusammenhängen kann.

Cremes und Salben Häufig sind in den Rezepten als Behältnis für Salben und Cremes mehrere Gläschen angegeben anstatt eines großen. Manche Salben und Cremes härten in kleineren Gläsern schöner und homogener aus. In einem großen Glas kann es eher dazu kommen, dass die Mitte der Masse nicht richtig fest wird oder sich Wasser auf der Salbe absetzt.

Haltbarkeit Die Rezepte der Heilmittel und Heilsalben enthalten bewusst keine Konservierungsmittel. Die Verwendung ätherischer Öle und ein hygienischer Umgang mit den Salben (nicht mit schmutzigen Fingern in die Töpfe!) verlängert ebenfalls die Haltbarkeit. Sie können die Gläschen und Deckel auch vor der Benutzung mit 70-prozentigem Alkohol oder mit ionisiertem Wasser besprühen, das wirkt wie ein Desinfektionsmittel und ist nicht hautreizend. Achten Sie darauf, sterile und gut gereinigte Gefäße zu verwenden.

In kleinen Schritten …

Die Waage des Thermomix wiegt in 5-Gramm-Intervallen – das kann bei sehr kleinen Mengen nicht genau genug sein. Dann kann es passieren, dass die Waage 5 Gramm anzeigt, tatsächlich aber 9 Gramm Bienenwachs im Mixtopf sind. Das Rezept funktioniert vielleicht dennoch, aber der Härtegrad einer Salbe fällt dann sehr unterschiedlich aus. Eine Haushaltswaage, die in 1-Gramm-Schritten wiegt, ist dann hilfreich.

Supersauber

GLÄSER KÖNNEN SIE AUCH DIREKT IM THERMOMIX STERILISIEREN. DAZU DEN MIXTOPF MIT ½ L WASSER FÜLLEN, KLEINE MARMELADENGLÄSER UND DECKEL MIT DER ÖFFNUNG NACH UNTEN IN DEN GAREINSATZ UND VAROMAAUFSATZ LEGEN UND 25 MIN./VAROMA/STUFE 1 STERILISIEREN.

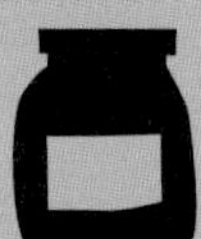

Achtung, Allergie!

Wenn Sie wissen, dass Sie auf einen Wirkstoff allergisch reagieren, meiden Sie ihn selbstverständlich. Doch was, wenn Sie es nicht wissen?

MACHEN SIE DEN VERTRÄGLICHKEITSTEST:

Dazu eine kleine Dosis des Mittels nach Anwendungsbeschreibung einnehmen. Bei Allergietyp I erfolgt die Reaktion sofort, bei Typ II und III reagiert der Körper in der Regel in den ersten 24 Stunden und bei Typ IV kann die Reaktion bis zu 72 Stunden dauern. Sollte nach den 72 Stunden keine negative Reaktion erfolgt sein, ist eine Allergie unwahrscheinlich.

SALBENRETTER

WENN EINE SALBE SICH IN IHRE BESTANDTEILE ZERLEGT, IST DAS NICHT SCHLIMM! WERFEN SIE DIE TEUREN ZUTATEN NICHT EINFACH WEG. ERHITZEN SIE DIE SALBE ERNEUT BEI 50 BIS 60 GRAD, BIS ALLES WIEDER FLÜSSIG WIRD UND SICH MITEINANDER VERMISCHT. RÜHREN SIE DAS GANZE DANN IN EINEM KALTEN WASSERBAD, BIS ES CREMIG WIRD. SALBE GERETTET!

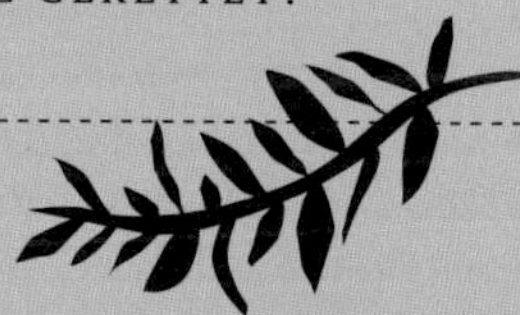

Frisch oder getrocknet?

Von getrockneten Kräutern verwendet man in der Regel die halbe Gewichtsmenge des frischen Krautes. Die Rezepte sind so ausgelegt, dass Sie fast alle Kräuter auch in getrockneter Form im Teeladen oder (Küchenkräuter) frisch im Topf auf dem Markt erhalten. Soweit nicht explizit im Rezept auf frische Kräuter verwiesen wird, werden getrocknete, im Handel erwerbliche Kräuter verwendet.

2 Säckchen | 5 Min.

Zwiebel-säckchen

bei Ohrenschmerzen

1 Zwiebel (ca. 70 g), 1 Knoblauchzehe
AUSSERDEM:
alternativ 2 Mullkompressen (15 × 15 cm), reißfestes Küchenpapier, 2 kleine Stofftaschentücher, Stirnband oder leichte Mütze

- Zwiebel und Knoblauch schälen und im Mixtopf **4 Sek./Stufe 5** hacken.
- Mit dem Spatel nach unten schieben und **2 Min./37 Grad/Stufe 1,5** erhitzen. Nochmals **4 Sek./Stufe 5** zerkleinern, damit mehr Zwiebelsaft austreten kann.
- Zwiebelstücke mit dem Saft auf 2 kleine Baumwolltücher (Mullkompressen, Küchenpapier oder Stofftaschentücher) verteilen und einschlagen. Die Auflage leicht drücken, damit der Zwiebelsaft austritt. Sofort verwenden.

ANWENDUNG: Säckchen auf das schmerzende Ohr legen und locker mit Mütze oder Stirnband fixieren. Bis zu 20 Min. einwirken lassen. Bei akuten Schmerzen 3- bis 4-mal täglich wiederholen. Alternativ Zwiebel und Knoblauch hacken, gründlich auspressen, etwas Watte mit dem Saft beträufeln und locker 20 Min. in das Ohr stecken. Bei Mittelohrentzündung mindestens 2,5 l Wasser täglich trinken, damit die Infektion ausgeschwemmt wird.

Ginkgo-Wurmfarn-Tinktur

500 ml | mind. 1 Std. 6 Min. | 1 Std.

bei Tinnitus und Hörsturz

60 g frische Ginkgoblätter, 600 g Wodka, 20 ml Filix D 30 Dilution (z. B. von DHU)
AUSSERDEM:
50-ml-Medizinfläschchen (Braunglas) mit Sprühaufsatz

- Extrakt und eine daraus folgenden Urtinktur (Seite 17) mit den angegebenen Mengen herstellen.
- 30 ml Urtinktur sowie Filix D 30 in das Fläschchen geben, Sprühaufsatz aufschrauben und alles gut schütteln.

HALTBARKEIT: bis zu 1½ Jahre

ANWENDUNG: Ginkgo verbessert die Durchblutung arterieller Blutgefäße, vor allem im Gehirn. Wurmfarn (Filix) hat in der Signaturenlehre eine enge Beziehung zum Innenohr. Da er leicht giftig ist, lieber eine homöopathische Lösung aus der Apotheke verwenden. Ohrensausen, Schwindel, Hörsturz, Vergesslichkeit und Konzentrationsschwäche können gelindert werden. 3–4-mal täglich 2 Sprühstöße der Tinktur in den Mund sprühen, im Akutfall auch stündlich.
Die reine Tinktur hilft auch bei Durchblutungsstörungen und Arteriosklerose.

▸ *Zwiebelsäckchen*

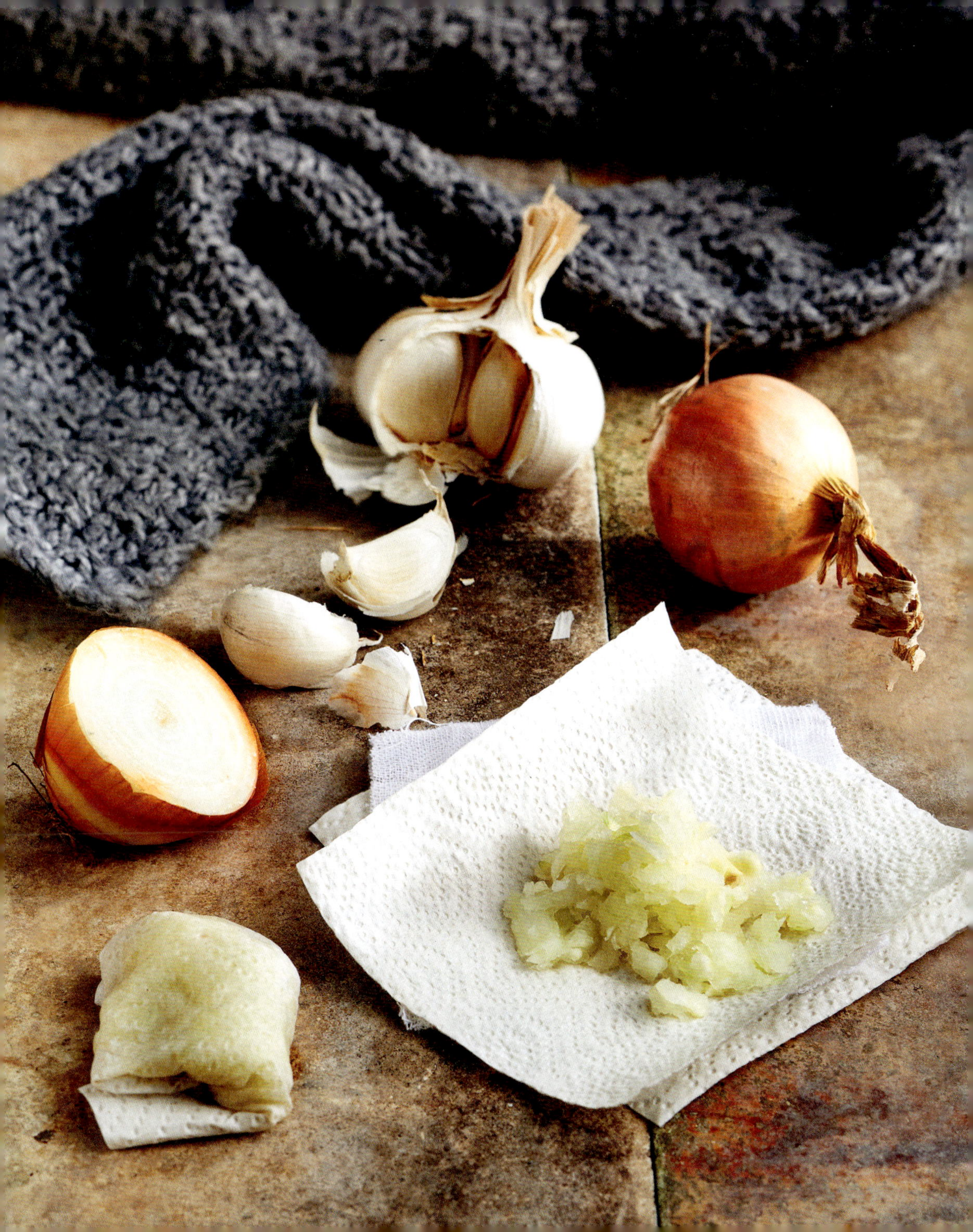

Haut, Haare, Nägel

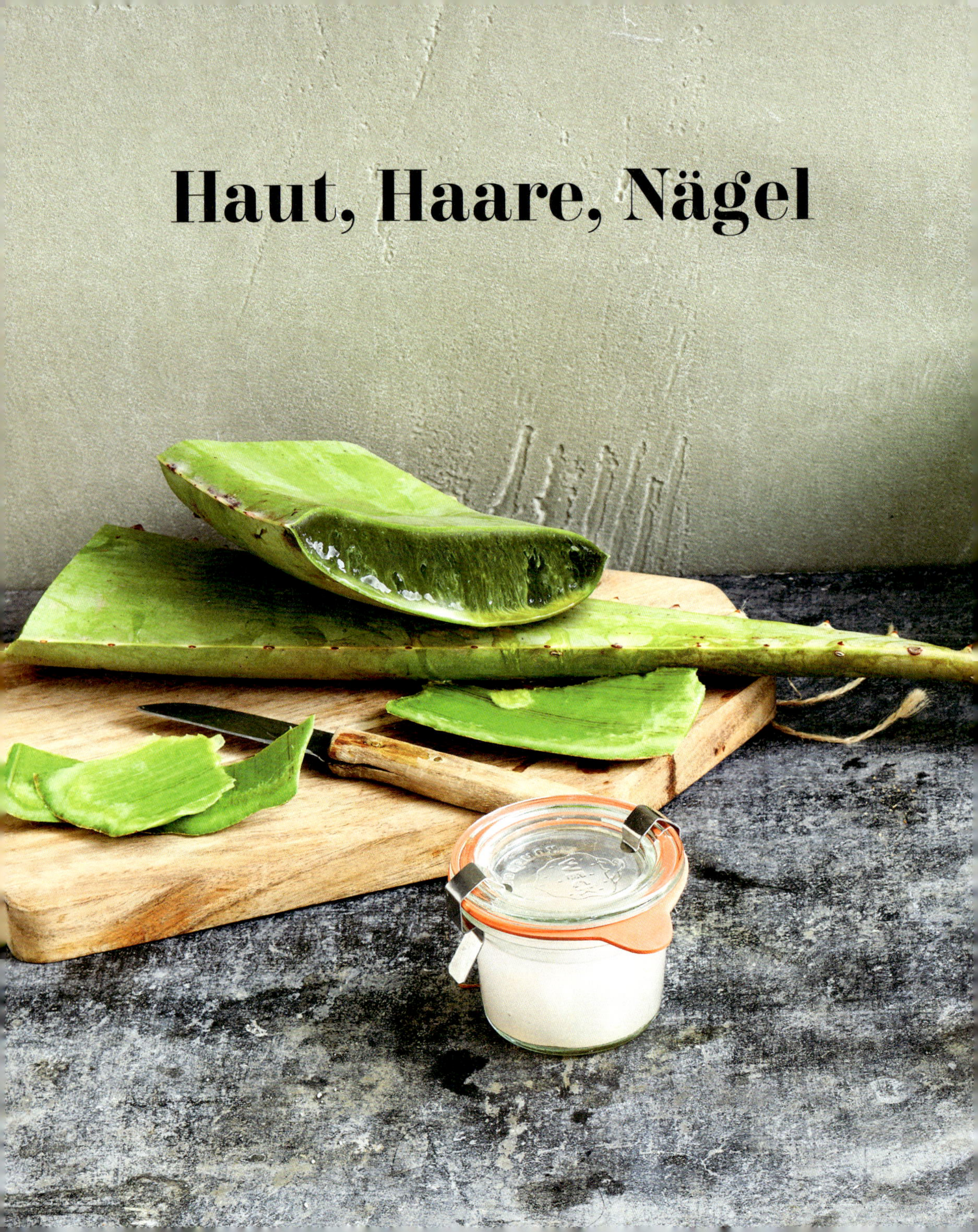

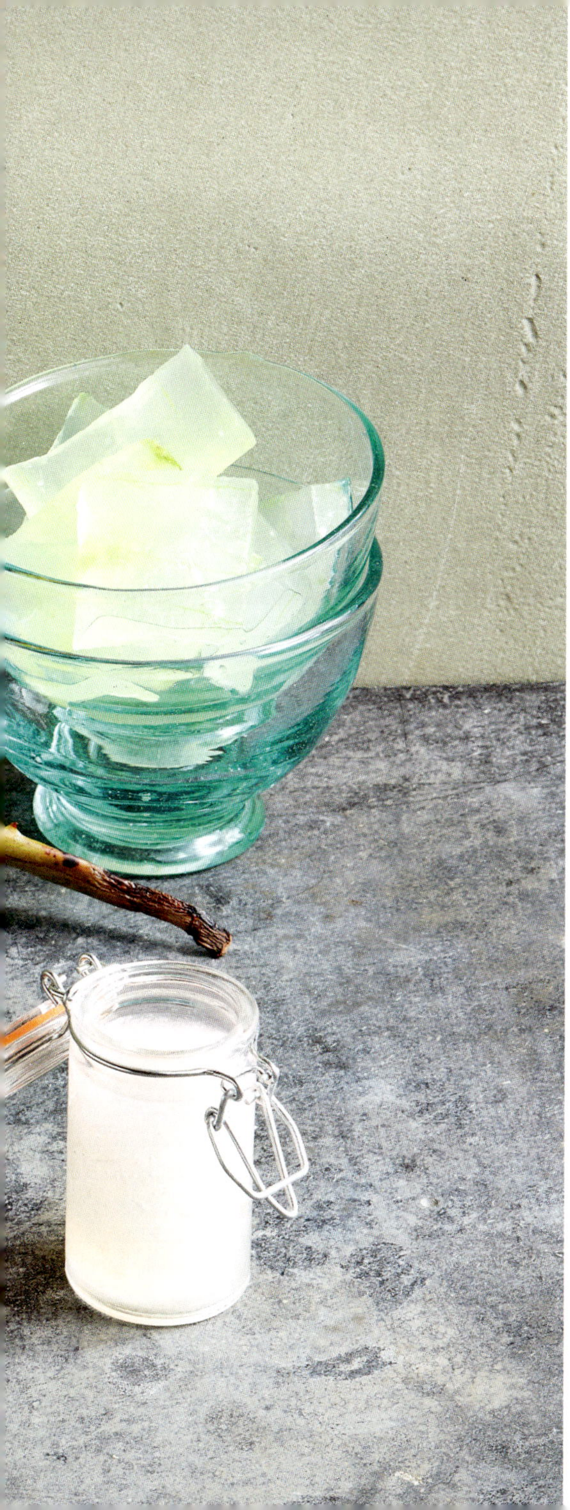

Aloe-Vera-Gel

50 ml | | 5 Min.

bei Sonnenbrand

1 frisches Blatt von 1 Aloe Vera (ca. 50 g Gel), 10 Tr. äth. Lavendelöl fein, 3 Tr. äth. Pfefferminzöl
AUSSERDEM:
50-ml-Einmachglas

- Aloe-Vera-Blatt ganz tief unten an der Pflanze abschneiden, den gelben Saft heraustropfen lassen. Er wird nicht verwendet.
- Aloe-Vera-Blatt schälen und das innenliegende klare Gel freilegen. In grobe Stücke schneiden und im Mixtopf **20 Sek./Stufe 7** zerkleinern.
- Ätherische Öle hinzugeben und **10 Sek./Stufe 2** vermischen.

HALTBARKEIT: im Kühlschrank mind. 2–4 Wochen

ANWENDUNG: Zur sofortigen Anwendung bei Sonnenbrand oder Brandwunden. Aloe Vera ist bekannt für ihre hautregenerierende, heilende und kühlende Eigenschaft. Verstärkt wird die Wirkung durch die ätherischen Öle. Lavendel ist wundheilend und schmerzstillend, Pfefferminz hat einen kühlenden und betäubenden Effekt. Nach dem Sonnenbad die strapazierte Haut einreiben und einziehen lassen. Bei starkem Sonnenbrand und Brandblasen bei Bedarf.

Ringelblumen-Sonnenschutzmilch

160 ml | 10 Min.

gegen Sonnenbrand

20 g Ringelblumen-Ölauszug (Seite 63), 50 g Olivenöl, 20 g SoFi Tix (LSF ca. 10), 10 g Lanolin, 10 g Kakaobutter, 60 g Wasser, 10 Tr. äth. Karottensamenöl, 10 Tr. äth. Eukalyptusöl citriodora, 10 Tr. äth. Zedernöl
AUSSERDEM:
200-ml-Lotionsflasche

- Rühraufsatz einsetzen. Ringelblumenöl, Olivenöl und SoFi Tix im Mixtopf **45 Sek./Stufe 1,5** vermischen.
- Rühraufsatz entfernen. Lanolin und Kakaobutter zugeben und **3 Min./50 Grad/Stufe 1,5** schmelzen.
- Wasser mit den ätherischen Ölen in einem Glas vermischen. Durch die Deckelöffnung **2,5 Min./50 Grad/Stufe 1,5** in den Mixtopf geben.
- Wieder in das Glas füllen, in ein kaltes Wasserbad stellen und Masse cremig rühren. (Die Creme ist eher eine Milch, aber rühren Sie lieber zu lange als zu kurz, sonst besteht die Gefahr, dass sich die Phasen trennen.) Abfüllen.

HALTBARKEIT: kühl gelagert mind. 6 Monate. Stets kühl halten.

ANWENDUNG: Der LSF beträgt ca. 10. 30 Min. vor dem Sonnenbaden eincremen. Die Creme ist nicht wasserbeständig. Also nach dem Baden wieder eincremen.

100 g | 8 Min. + 1 Std. 20 Min. Kühlzeit

Massagebutter

zur Hautpflege

75 g Kakaobutter, 25 g Kokosöl, 20 Tr. Kokos-Duftöl, 10 Tr. äth. Rosenöl, 20 Tr. äth. Grapefruitöl
AUSSERDEM:
Pralinen-Silikonförmchen oder Eiswürfelformen, großes Einmachglas

- Kakaobutter (bis auf 1 TL) und Kokosöl im Mixtopf **6 Min./50 Grad/Stufe 2** schmelzen. Zurückbehaltene Kakaobutter in den letzten **2 Min.** durch die Deckelöffnung zugeben.
- Ätherische Öle zugeben, **3 Sek./Stufe 2** vermischen. Zügig in die Silikonförmchen füllen und zuerst 20 Min. in die Tiefkühltruhe, dann 1 weitere Std. in den Kühlschrank stellen.
- Kakaobutter aus den Formen drücken. Locker in ein Glas füllen und im Kühlschrank kalt stellen.

HALTBARKEIT: kühl gelagert mind. 2 Jahre

ANWENDUNG: Butter auf die zu massierende Körperstelle reiben, sie schmilzt durch die Hautwärme, ist beruhigend und hautpflegend. Der Grapefruitanteil wirkt entgiftend auf das Gewebe. Daher nach der Massage viel Wasser trinken, um Giftstoffe auszuschwemmen. Auch für eine entspannende und Hornhaut erweichende Fußmassage geeignet.

▸ *Ringelblumen-Sonnenschutzmilch*

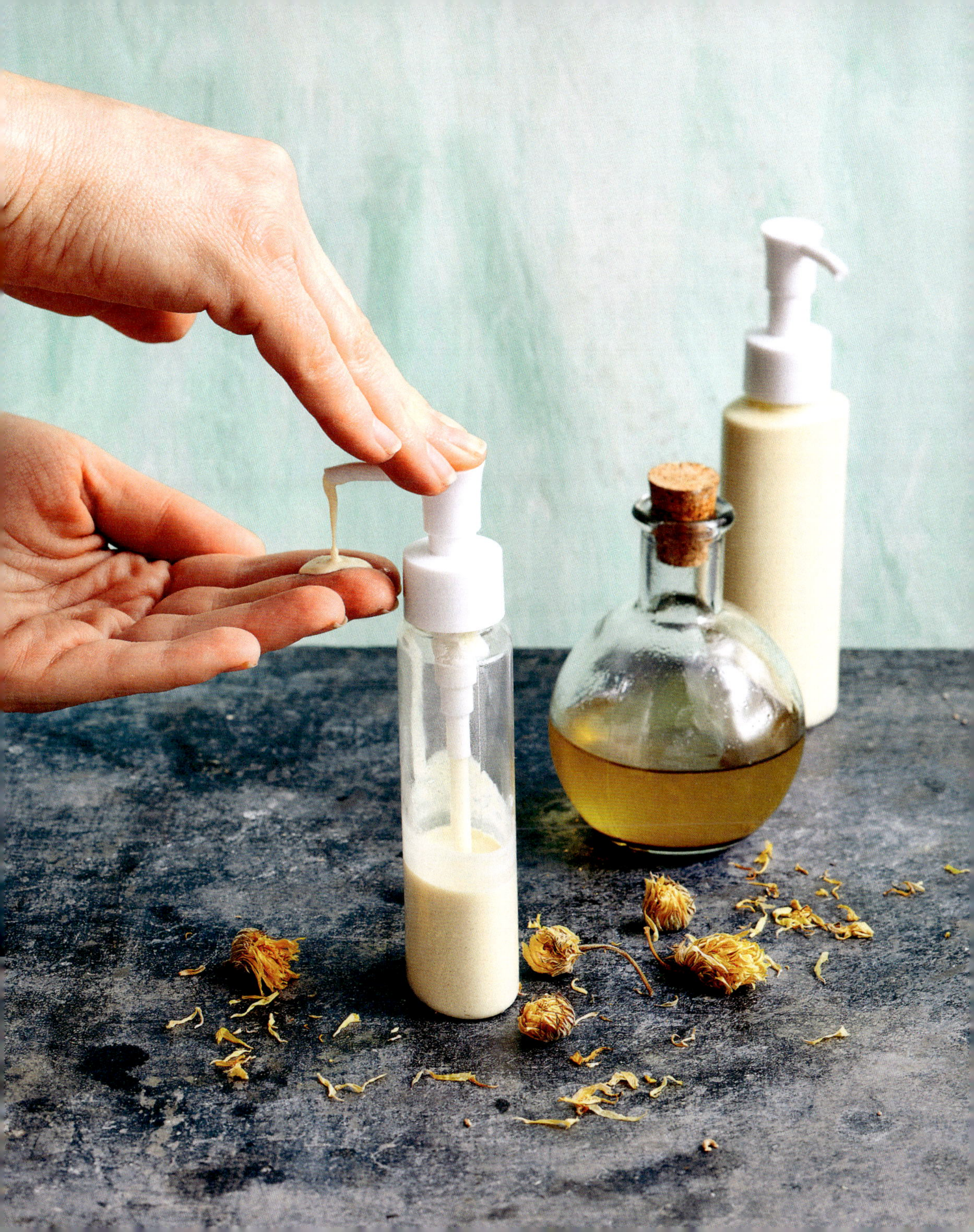

650 ml | *10 Min. + 10 Tage Ziehzeit*

Gesichts- und Haarwasser

der Isabella von Ungarn

15 g frische Zitronenmelissenblätter, 5 g frische Salbeiblätter, 5 g Rosmarinnadeln, 5 g frischer Liebstöckel, 10 g frische oder getrocknete duftende Rosenblüten, 10 g getrocknete Kamillenblüten, 5 g getrocknete Ringelblumenblüten, 1 Bio-Zitrone, 700 ml Wodka, 5 Tr. äth. Rosenöl

AUSSERDEM:

1-l-Einmachglas (am besten Braunglas)

- Frische Kräuter waschen, grob zerkleinern und im Mixtopf **10 Sek./Stufe 5** hacken. Mit dem Spatel nach unten schieben, getrocknete Blüten zugeben und **5 Sek./Stufe 5** vermischen. Nach unten schieben.
- Zitrone in Scheiben schneiden und in das Einmachglas geben.
- Wodka in den Mixtopf geben und **20 Sek./Stufe 2** vermischen. In das Einmachglas füllen und 10 Tage auf der Fensterbank ziehen lassen. Täglich schütteln.
- Die Mischung durch ein mit Passiertuch ausgelegtes Sieb filtern, das ätherische Rosenöl hinzugeben und in eine Flasche füllen.

HALTBARKEIT: mind. 1 Jahr. Wärme und Licht können Duft und Farbe beeinträchtigen.

ANWENDUNG: Der Sage nach soll Isabella von Ungarn, die im 16. Jahrhundert lebte, im Besitz dieses magisch verjüngenden und alle Krankheiten beseitigenden Kräuterwässerchens gewesen sein. Es kann sowohl innerlich als auch äußerlich als Gesichtswasser, Haarkur oder Duftwasser verwendet werden. Vorsicht allerdings bei Wunden und kleinen Verletzungen, es kann brennen. Nicht vor dem Sonnenbad auftragen. Der Zitronensaft hellt leichte Hautverfärbungen wie Narben und Pigmentflecken auf, kann aber in der Sonne zu neuen Pigmentstörungen führen.

Haar-wasser

500–750 ml | 10 Min. | 5 Min.

bei Haarausfall, juckender Kopfhaut

25 g frische Brennnesseln (oberes Drittel), 25 g frisches Klettenlabkraut, 500 g Wasser, 250 g Wodka, 1 EL Glycerin, 5 Tr. äth. Rosengeranienöl, 15 Tr. äth. Orangenöl, 5 Tr. äth. Ylang-Ylang-Öl
AUSSERDEM:
0,5-l-Flasche (zusätzlich 1 × 100-ml-Flasche mit Pipette)

- Brennnesselstängel und Labkraut grob zerkleinern und im Mixtopf **5 Sek./Stufe 5** hacken. Nach unten schieben und evtl. nochmals hacken.
- Wasser zugeben, **5 Min./100 Grad/Stufe 1,5** kochen.
- Wodka zugeben und **45 Sek./Stufe 8** pürieren. Durch ein mit einem Passiertuch ausgelegtes Sieb filtern, gut ausdrücken. Glycerin und ätherische Öle unterrühren, abfüllen und etikettieren.

HALTBARKEIT: mind. 1 Jahr. Farbänderungen haben auf die Wirkung keinen Einfluss.

ANWENDUNG: Durchblutungsfördernd, haarwachstumsstabilisierend und hormonmodulierend. Die frischen Pflanzensäfte wirken juckreizmildernd und wundheilend. Nach dem Haarwaschen 1–2 Pipetten in das noch feuchte Haar gleichmäßig auf die Kopfhaut auftragen und mit kreisenden Bewegungen einmassieren.

60–100 Port. | 3 Min. | 2 Min.

Kräuter-pulver

bei brüchigen Nägeln und Haaren

50 g Ackerschachtelhalm, 30 g Schafgarbenkraut, 20 g Ringelblumen, 100 g Milchzucker (Arzneibuchqualität)
AUSSERDEM:
0,5-l-Einmachglas

- Kräuter im Mixtopf **1 Min./Stufe 10** pulverisieren. Am besten ein sauberes Geschirrtuch über den Messbecher legen, es staubt!
- Milchzucker hinzugeben und **1 Min./Stufe 10** pulverisieren. In ein Einmachglas abfüllen und etikettieren.

HALTBARKEIT: mind. 1½ Jahre. Das Pulver kann nur an Wirkung verlieren, aber nicht verderben.

ANWENDUNG: Ackerschachtelhalm ist reich an Silizium, an dem es brüchigen Fingernägeln und Haaren oft mangelt. Schafgarbe und Ringelblume gleichen den Hormonhaushalt aus und wirken beruhigend, blutreinigend und bindegewebsstärkend. 2- bis 3-mal täglich 1 TL (2–3 g) vor dem Essen im Mund zergehen lassen oder in etwas Wasser oder Joghurt einrühren.

250 ml | *20 Min. + 1 Std. Abkühlzeit* | *1 Std. 15 Min.*

Akne-Gel

bei Hautunreinheiten

5 g Zitronenverbene (französisches Eisenkraut), 5 g Ringelblumenblüten, 5 g Lavendelblüten, 300 g Wasser, 2 g (¼ TL) Agar-Agar, 10 g Olivenöl, 10 g Wodka, 5 g Glycerin, 5 Tr. äth. Rosengeranienöl, 5 Tr. äth. Ekalyptusöl ciriodorica, 5 Tr. äth. Lavendelöl

AUSSERDEM:
250-ml-Einmachglas

- Verbene, Ringelblumen, Lavendel und Wasser im Mixtopf **10 Min./100 Grad/Stufe 2** mit eingesetztem Messbecher kochen.
- Messbecher gut festhalten und **10 Sek./Stufe 8** pürieren, dann den Sud durch ein mit einem Passiertuch ausgelegtes Sieb filtern. Mixtopf reinigen.
- Den Sud mit Agar-Agar in den Mixtopf füllen und **6 Min./100 Grad/ Stufe 3** kochen. Wenn noch Klümpchen zu erkennen sind, einmal **10 Sek./Stufe 10** glattziehen.
- 1 Std. abkühlen lassen, bis es geliert oder fest ist.
- Olivenöl, Wodka, Glycerin und ätherische Öle hinzugeben und **10 Sek./Stufe 8** vermischen. Abfüllen und etikettieren.

HALTBARKEIT: kühl gelagert mind. 6 Monate

ANWENDUNG: Wirkt kühlend, antibakteriell und hautregenerierend. Bei aknegeplagter Haut 2- bis 3-mal täglich auf die betroffenen Stellen auftragen. Die Wirkung lässt sich deutlich verbessern, wenn die Haut zuvor mit Abschmink- oder Gesichtsreinigungspads (am besten funktioniert es mit denen des Herstellers Jemako) gereinigt wird.

Tipp: Bei Klümpchenbildung die Mixstufe erhöhen und bei Bedarf etwas Öl hinzufügen, damit es wieder eine glatte gelartige Masse wird.

Insekten-stich-Creme

150 ml | 39 Min. + Ölauszug | 35 Min.

gegen Juckreiz

FÜR DEN ÖLAUSZUG:
20–30 frische Spitzwegerichblätter, 3–4 Stängel frische Brennnesseln, 10–15 frische Beinwellblätter mit Blüte, 500 g Bio-Olivenöl, 1 EL Lanolin

FÜR DIE CREME:
25 g Ölauszug, 40 g Kokosöl, 10 g Emulsan, 15 g Kakaobutter, 65 g destilliertes Wasser, 5 g Glycerin, 2 Msp. Natron, 20 Tr. Propolistinktur, 30 Tr. Meristem-Extrakt, 30 Tr. äth. Zedernöl

AUSSERDEM:
500-ml-Flasche, 3 50-ml-Cremedosen

- Für den Ölauszug die Kräuter zwischen April und August sammeln. Trocken mit einem Tuch reinigen oder – am besten mit Handschuhen – durchschütteln.
- Nach Anleitung (Seite 18) aus den angegebenen Zutaten einen warmen Ölauszug herstellen.
- Für die Creme 25 g des Ölauszugs, Kokosöl und Emulsan im Mixtopf **2 Min./90 Grad/Stufe 2** schmelzen. Thermomix auf 60 Grad abkühlen lassen.
- Kakaobutter hinzugeben und **2,5 Min./60 Grad/Stufe 1,5** schmelzen lassen.
- Währenddessen destilliertes Wasser, Glycerin, Natron, Propolistinktur, Meristem-Extrakt und ätherisches Öl in einem Glas mischen. Einen Topf mit kaltem Wasser füllen.
- Masse durch die Deckelöffnung des Mixtopfes **1,5 Min./60 Grad/ Stufe 1,5** zugeben.
- Creme in das Glas füllen, ins kalte Wasserbad stellen und Masse cremig rühren. Abfüllen und etikettieren.

HALTBARKEIT: im Kühlschrank mind. 6 Monate

ANWENDUNG: Wirkt antiallergisch, kühlend, schmerz- und juckreizstillend. Gegen die allergische Reaktion möglichst unmittelbar nach dem Stich auftragen. Sonst nach Bedarf verwenden. Zusätzlich kann man direkt nach dem Stich einen auf 50 Grad erwärmten Stein auflegen, dadurch denaturiert das Insektengift.

120 ml | 8 Min. + Ölauszug | 4 Min.

Rosen-Pflegecreme

für Hände und Nägel

FÜR DEN ÖLAUSZUG:
50 g duftende Rosenblüten (Bio), 250 g Mandelöl, 50 g Hagebuttenkernöl
FÜR DIE CREME:
40 g Rosen-Ölauszug, 6 g Emulsan, 10 g Kokosöl, 10 g Sheabutter, 30 g Rosenwasser, 15 Tr. äth. Rosenöl, 30 g destilliertes Wasser
AUSSERDEM:
300-ml-Flasche, 3 40-ml-Einmachgläser

- Aus den genannten Zutaten einen warmen Ölauszug (Seite 18) herstellen.
- 40 g des Ölauszugs, Emulsan und Kokosöl im Mixtopf **2,5 Min./80 Grad/Stufe 1,5** schmelzen.
- Mixtopf auf 50 Grad abkühlen lassen, Sheabutter zugeben und **1,5 Min./50 Grad/Stufe 1,5** schmelzen.
- Rosenwasser, ätherisches Öl und destilliertes Wasser in einem Glas mischen.
- Rosenwassermischung in den Mixtopf geben und alles **1,5 Min./60 Grad/Stufe 1,5** erhitzen. Zurück ins Glas geben, in einen Topf mit kaltem Wasser stellen und cremig rühren. Abfüllen.

HALTBARKEIT: kühl gelagert mind. 6 Monate

ANWENDUNG: Zu Pflege und Reparatur beanspruchter Hände und Nägel, z.B. durch häufiges Waschen oder Neurodermitis. Nach dem Händewaschen eincremen und in die Nagelbetten einmassieren. Trockene oder zurückgezogene Nagelhaut erholt sich bei regelmäßiger Anwendung nach 1–2 Wochen.

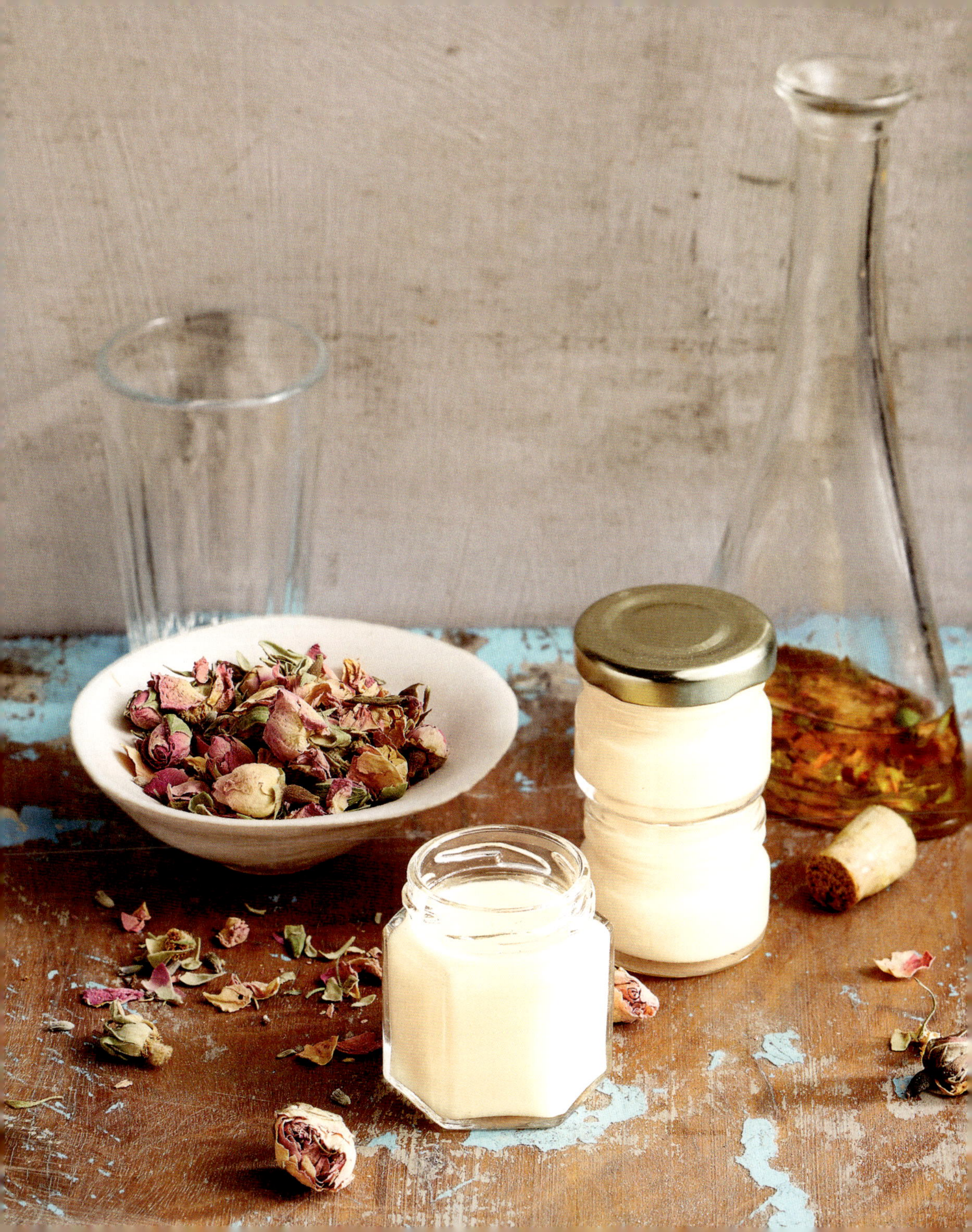

1–2 Handflächen voll | *5 Min.*

Verbrennungs-Notfallhilfe

bei Verbrennungen

100 g Kartoffeln (je grüner, desto besser), 2–3 Petersilienstängel (optional), 5 Tr. äth. Lavendelöl

AUSSERDEM:

Mullkompresse oder Küchenpapier, Binde zum Fixieren

- Kartoffeln waschen und abbürsten, vierteln und mit der Petersilie im Mixtopf **8 Sek./Stufe 6** hacken.
- Mit dem Spatel nach unten schieben und Lavendelöl hinzugeben. **10 Sek./Stufe 3** verrühren.

ANWENDUNG:

Geriebene Kartoffeln, Petersilie und Lavendelöl sind sehr effektiv gegen Verbrennungsschmerzen und können bei leichteren Verbrennungen die Blasenbildung verhindern. Lavendelöl fördert die Wundheilung. Die Zutaten wirken auch einzeln. Masse auf die Verbrennung geben, mit einer Mullkompresse oder Küchenpapier abdecken und mit einer Binde fixieren. So lange wirken lassen, bis der brennende Schmerz oder der kühlende Effekt nachlässt. Kann mehrmals täglich nach Bedarf angewandt werden.

Echinacin-Wundheilsalbe

80 ml | *8 Min. + Ölauszug* | *3 Min.*

zur Wundheilung

FÜR DEN ÖLAUSZUG:

50 g Sonnenhutwurzel, 150 g Sonnenblumenöl

FÜR DIE SALBE:

30 g Sonnenhut-Ölauszug, 5 g Bienenwachs, 15 g Lanolin, 25 g destilliertes Wasser, 30 Tr. Meristem-Extrakt, 40 Tr. Echinacea-Urtinkur, 20 Tr. Propolistinktur, 3 Tr. äth. marokkanisches Kamillenöl

AUSSERDEM:

150-ml-Einmachglas, 2 40-ml-Einmachgläschen

- Aus den genannten Zutaten nach Anleitung (Seite 18) einen warmen Ölauszug herstellen.
- 30 g des Ölauszugs, Bienenwachs und Lanolin im **Mixtopf 2,5 Min./80 Grad/Stufe 1,5** schmelzen.
- Destilliertes Wasser mit Meristem-Extrakt, Echinacea- und Propolistinktur im Mixtopf **1 Min./60 Grad/Stufe 2** vermischen.
- Thermomix auf **Stufe 1** laufen lassen und ätherische Öle durch die Deckelöffnung hinzugeben.
- In ein Glas füllen, in ein kaltes Wasserbad stellen und cremig rühren. Abfüllen und verschließen.

HALTBARKEIT: kühl gelagert mind. 6 Monate

ANWENDUNG: Echinacin erhöht das Heilungspotenzial der Haut. Die klassische Wundheilsalbe wirkt schmerzlindernd, entzündungshemmend und wundheilungsfördernd.

150 ml	♛♛	39 Min. + Ölauszug	35 Min.

Neurodermitis-Creme

bei Neurodermitis

FÜR DEN ÖLAUSZUG:
5 g Lavendel, 5 g Ringelblumenblüten, 5 g Veilchenblüten, 70 g Mandelöl, 70 g Sonnenblumenöl
FÜR DIE CREME:
25 g Ölauszug, 40 g Kokosöl, 10 g Emulsan, 10 g Kakaobutter, 65 g destilliertes Wasser, 5 g Glycerin, 30 Tr. äth. Zedernöl, 10 Tr. äth. Immortellenöl, 5 Tr. äth. Karottensamenöl, 10 Tr. Meristem-Extrakt
AUSSERDEM:
150-ml-Einmachglas, 3 50-ml-Cremedosen

- Warmen Ölauszug aus den aufgeführten Zutaten nach Anleitung (Seite 18) herstellen.
- Für die Creme 25 g des Ölauszugs, Kokosöl und Emulsan im Mixtopf **2 Min./90 Grad/Stufe 2** schmelzen. Auf 60 Grad abkühlen lassen.
- Kakaobutter zugeben und **2,5 Min./50 Grad/Stufe 1,5** schmelzen lassen.
- Währenddessen destilliertes Wasser, Glycerin, Meristem-Extrakt und ätherische Öle in einem Glas mischen.
- Durch die Deckelöffnung **1,5 Min./50 Grad/Stufe 1,5** zugeben. Flüssige Creme in das Glas geben, ins kalte Wasserbad stellen und Masse cremig rühren. Abfüllen.

HALTBARKEIT: kühl gelagert mind. 6 Monate

ANWENDUNG: Stillt Juckreiz bei Hautausschlägen. Bei Neurodermitis hautheilungsfördernd, verhindert durch die ätherischen Öle die Aufpfropfung eines Superinfekts, oft bei kleineren Kindern vorkommend. Auch bei Dell-Warzen kann sie verwendet werden. Bei Bedarf einreiben.

5–10 Port. | 32 Min. | 30 Min.

Neemölkur

gegen Kopfläuse

100 g frische Rosmarinnadeln, 30 g getrocknete Lavendelblüten, 150 g Neemöl, 100 g fraktioniertes Kokosöl, 200 g Mandelöl, 2 EL Teebaumöl

AUSSERDEM:
0,5-l-Flasche

- Rosmarinnadeln und Lavendelblüten im Mixtopf **5 Sek./Stufe 6** hacken.
- Neem-, Kokos- und Mandelöl hinzugeben und **45 Sek./Stufe 8** pürieren. Alles mit dem Spatel nach unten schieben und **30 Min./80 Grad/ Stufe 1,5** erhitzen.
- Das Öl durch ein mit einem Passiertuch ausgelegtes Sieb filtern. Das Teebaumöl dazugeben und in die Flasche füllen.

HALTBARKEIT: mind. 6 Monate

ANWENDUNG: Dieses geruchsintensive, aber wirksame Rezept aus England habe ich für den Thermomix adaptiert. Das Öl auf das trockene Haar geben, es muss Haar und Kopfhaut vollständig bedecken. Dann das Haar mit einem Handtuch umwickeln und das Öl mindestens 1 Std. einwirken lassen. Je länger, desto besser. Das Haar danach mehrfach mit Shampoo auswaschen, eine Haarspülung für leichtere Kämmbarkeit benutzen und mit einem Nissenkamm durchkämmen. Innerhalb von 1 Woche wiederholen, da noch übrig gebliebene Nissen schlüpfen können. Außerdem mindestens die Haare alle 3 Tage mit dem Nissenkamm kämmen.

50 g Creme		35 Min. + Ölauszug	34 Min.

Ringelblumensalbe

zur Wundheilung

FÜR DEN ÖLAUSZUG:
10 g Ringelblumenblüten, 100 g Olivenöl
FÜR DIE SALBE:
25 g Ringelblumen-Ölauszug, 25 g Kokosöl, 5 g Bienenwachs, 8 Tr. äth. Wacholderöl, 8 Tr. äth. Weihrauchöl, 5 Tr. äth. Eukalyptusöl citriodorica
AUSSERDEM:
100-ml-Flasche, 50-ml-Cremedöschen

- Aus Ringelblumenblüten und Olivenöl nach Anleitung (Seite 18) einen warmen Ölauszug herstellen.
- 25 g des Ölauszugs mit Kokosöl und Bienenwachs im Mixtopf **2,5 Min./80 Grad/Stufe 2** schmelzen. Etwas abkühlen lassen, dann ätherisches Öl hinzugeben und **3 Sek./Stufe 2** vermischen.

HALTBARKEIT: mind. 1 Jahr

ANWENDUNG: Die hautregenerierende und wundheilende Salbe bildet durch Fett und Bienenwachs eine Schutzschicht auf der Haut. Wer das nicht mag, feuchtet die Hände vor dem Eincremen leicht mit Wasser an, dann emulgiert das Öl und zieht schneller ein. Im Winter ist die fette Schutzschicht aber nützlich zur Vermeidung rissiger Haut. Bei Bedarf Hände oder betroffene Hautpartien eincremen.

Anti-Stich

40 ml		3 Min.

zur Insektenabwehr

30 g Kokosöl, 10 g Neem- oder Walnussblätteröl (Seite 96), 5 g Bienenwachs, 30 Tr. äth. Eukalyptusöl citriodorica, 10 Tr. äth. Nelkenöl, 10 Tr. äth. Litseaöl, 10 Tr. äth. Lemongrasöl, 5 Tr. äth. Pfefferminzöl
AUSSERDEM:
40-ml-Einmachglas

- Öl und Bienenwachs im Mixtopf **2,5 Min./80 Grad/Stufe 1** schmelzen.
- Ätherische Öle zugeben und **5 Sek./Stufe 1** vermischen. Zügig in das Einmachglas füllen und verschließen. Nach dem Abkühlen und Aushärten ist die Creme gebrauchsfertig.

HALTBARKEIT: mind. 1 Jahr. Vor Wärme und Sonnenlicht schützen. Ausflockende Salbe hat noch volle Wirkungskraft.

ANWENDUNG: Kokosöl enthält viel Laurinsäure, Neemöl oder Walnussblätteröl sind sehr bitter – beides verabscheuen Mücken und Zecken. Das Fett gibt bereits einen guten Schutz ab. Das ätherische Öl verstärkt die Wirkung, sorgt für guten Geruch und bessere Haltbarkeit. Hautstellen einfach einreiben. **Achtung!** Für Kinder nur ⅓ der ätherischen Öldosis verwenden.

Bewegungsapparat

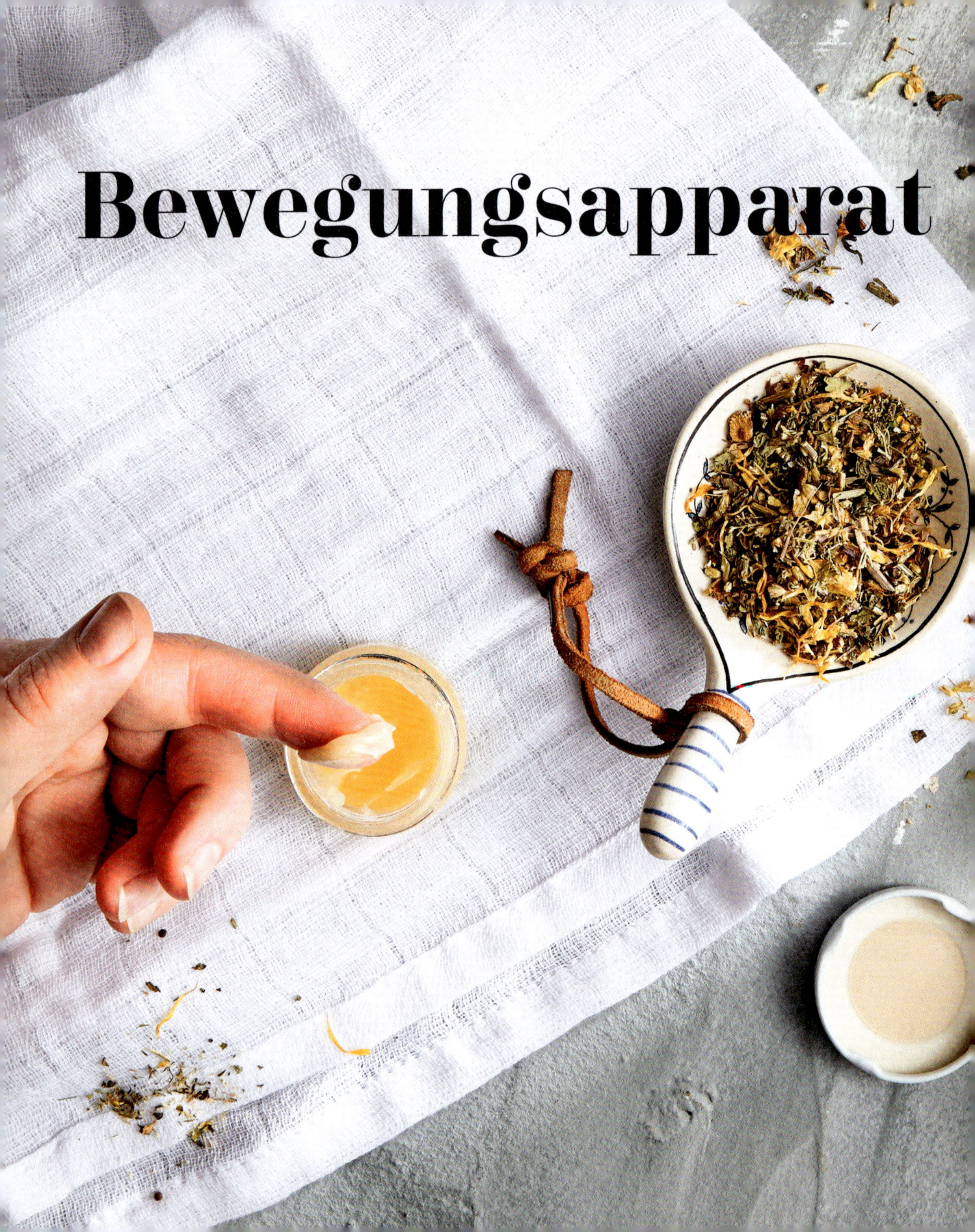

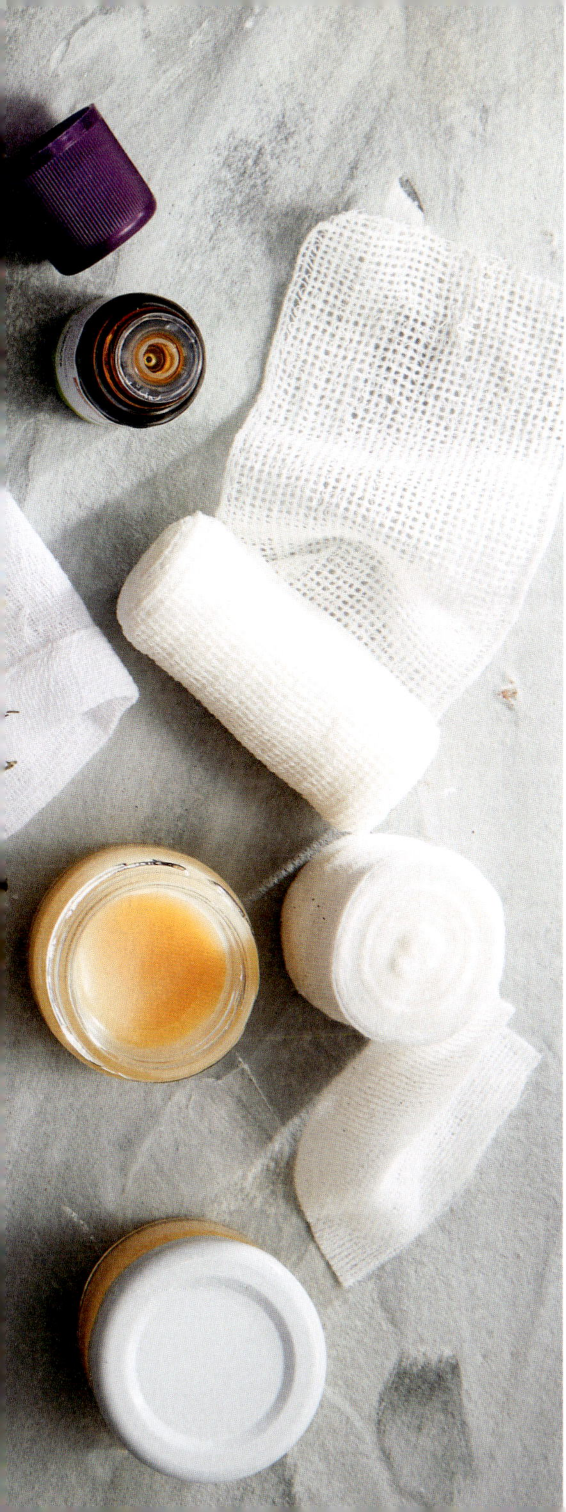

60 ml | | 3 Min. | 2 Min.

Rotöl-balsam

zur Unfallversorgung

40 g Johanniskrautöl (Rotöl), 5 g Lanolin, 5 g Bienenwachs, 40 Tr. äth. Immortellenöl, 40 Tr. äth. Lavendelöl, 40 Tr. äth. Cistrosenöl
AUSSERDEM:
2 30-ml-Einmachgläser

- Johanniskrautöl, Lanolin und Bienenwachs im Mixtopf **2,5 Min./80 Grad/Stufe 1,5** schmelzen.
- Mixtopf auf 50–60 Grad abkühlen lassen, die ätherischen Öle hinzugeben und **5 Sek./Stufe 1,5** vermischen.
- Den Balsam noch flüssig in die Gläschen füllen, verschließen und abkühlen lassen. Etikettieren nicht vergessen!

HALTBARKEIT: mind. 1 Jahr

ANWENDUNG: Der Balsam ist eine große Unterstützung bei Unfallverletzungen. Unmittelbar nach dem Unfall aufgetragen verhindert er Schwellungen und Blutergüsse und lindert die Schmerzen. Hilft bei Nervenscheidenentzündungen, Tennisarm, Verstauchungen, Verrenkungen und lässt die Verletzung und Schwellung schneller abheilen.

1 Wickel		5 Min.	3 Min.

Beinwell-Teigwickel

bei Gelenkentzündungen und Arthrose

50 g Beinwellwurzel, 30 g fettes Öl (z. B. Rot-, Mandel- oder Olivenöl), 100 g heißes Wasser
AUSSERDEM:
Stoffstückchen, Bandage

- Beinwellwurzel im Mixtopf **1 Min./Stufe 10** sehr fein mahlen, dabei den Topf zwischen Messbecher und Deckel mit Küchenpapier abdecken, es staubt. Nach Bedarf nach unten schieben und erneut mahlen.
- Mixtopf so schütteln und klopfen, dass sich das Pulver gleichmäßig verteilt. Öl und 70 g heißes Wasser hinzugeben und **30 Sek./Stufe 2** vermischen.
- Weitere 30 g heißes Wasser durch die Deckelöffnung dazugeben und **1 Min./Knet- bzw. Teigstufe** kneten. Die Teigkugel klebt am Messer und kann einfach abgelöst werden.

ANWENDUNG: Der Wickel wirkt Wunder bei Knochen-, Muskel- und Sehnenverletzungen, bei Traumata und entzündlichen Prozessen an Gelenken (Arthrose, Gicht oder Rheuma).
Ziehen und kneten Sie den Teig so, dass Sie ihn gut auf die betroffene Körperstelle auflegen können. Mit einem Stück Stoff abdecken (der Teig färbt) und mit einer Bandage befestigen. Über mehrere Stunden, besser über Nacht einwirken lassen.

Arthrosepulver

100 g		2 Min.

bei Arthrose

25 g Koriandersamen, 25 g Kreuzkümmel, 25 g Muskatblüte, 25 g Kurkuma
AUSSERDEM:
200-ml-Einmachglas

- Alle Gewürze im Mixtopf **1 Min./Stufe 10** pulverisieren. Wenn noch kleinere Stücke vorhanden sind, das Pulver mit dem Spatel nach unten schieben und intervallweise auf Turbostufe pulverisieren.
- Pulver in ein Einmachglas füllen und verschließen.

HALTBARKEIT: Das Pulver verdirbt nicht, allerdings lässt mit der Zeit die hohe Wirksamkeit nach. Also zügig verbrauchen.

ANWENDUNG: Bei Erkrankungen des rheumatischen Formenkreises. Koriander, Kreuzkümmel und Muskatblüte erwärmen, fördern die Durchblutung und lindern bei regelmäßiger Einnahme Gelenkschmerzen. Kurkuma wirkt ebenfalls schmerzstillend und leitet zusätzlich Giftstoffe aus. 2–3-mal täglich ½–1 TL mit etwas Honig oder mit 2 TL Leinöl gemischt in 100 ml eines geschmacksintensiven Fruchtsaftes (z. B. Tropical Fruit) trinken. Ausreichend Wasser trinken, damit Giftstoffe auch wirklich ausgeschwemmt werden.

▸ *Beinwell-Teigwickel*

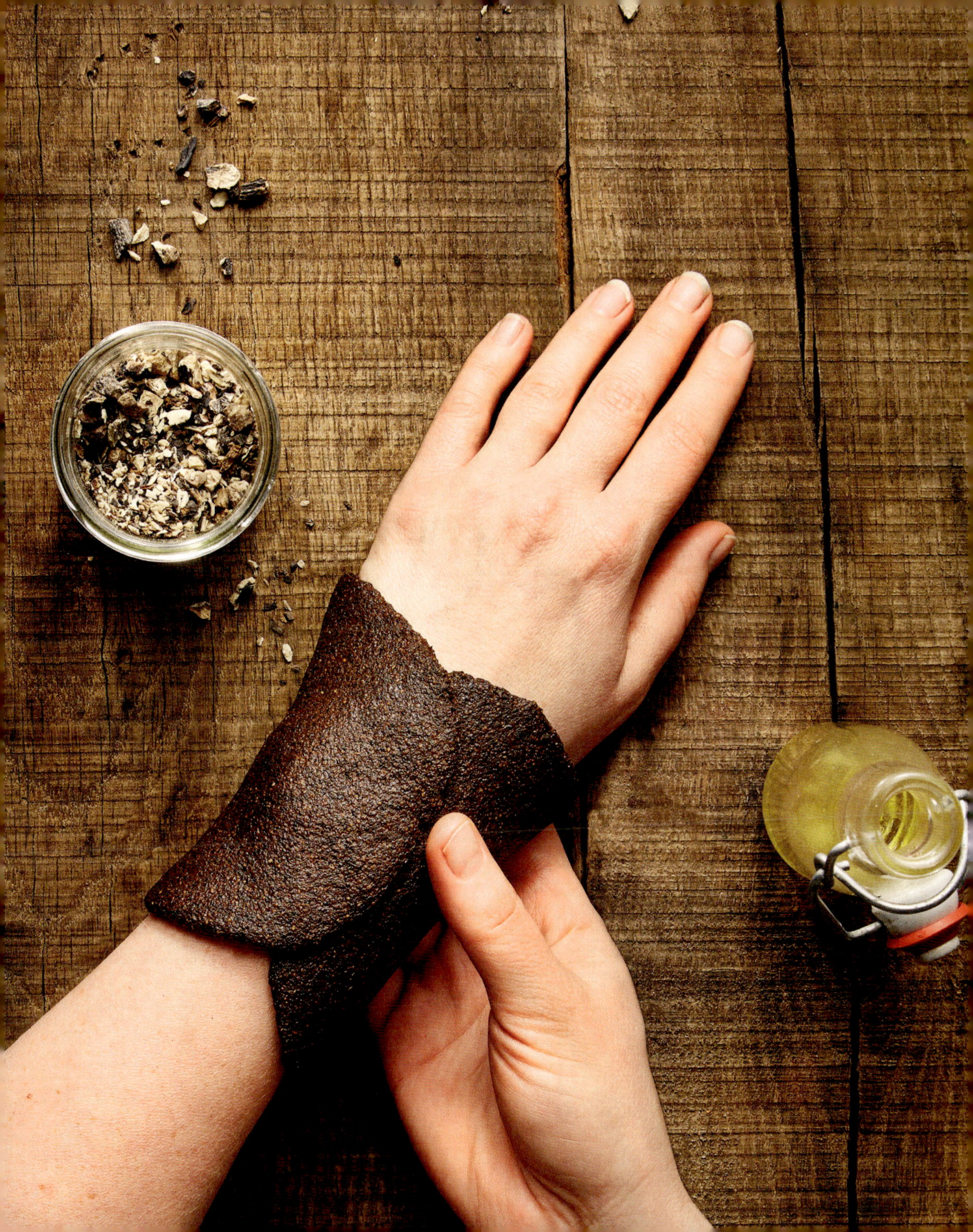

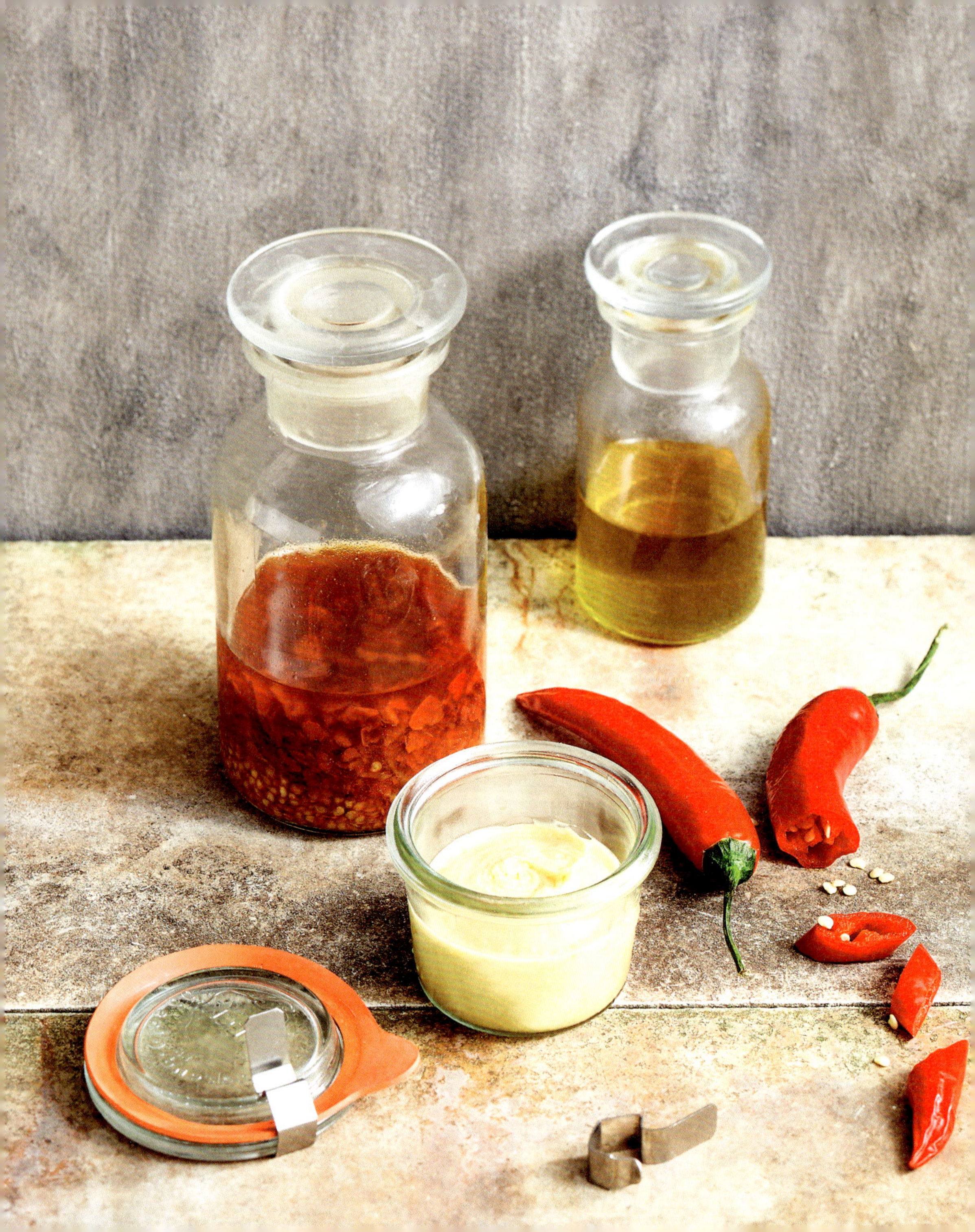

80 ml | Schwierigkeit: 2 | 8 Min. + Ölauszug + Tinktur | 3 Min.

Wärmende Chilisalbe

bei Hexenschuss

FÜR DEN ÖLAUSZUG:
10 g getrocknete Chilischoten, 100 g Olivenöl
FÜR DIE SALBE:
30 g Chili-Ölauszug, 5 g Bienenwachs, 15 g Lanolin, 30 g Chilitinktur, 10 Tr. äth. Rosmarinöl, 10 Tr. äth. Wacholderöl, 10 Tr. äth. Lavendelöl extra, 10 Tr. äth. Cistrosenöl, 10 Tr. äth. Zimtöl
AUSSERDEM:
100-ml-Flasche, 80-ml-Einmachglas

- Einen warmen Ölauszug (Seite 18) und eine Tinktur (Seite 17) nach Anleitung herstellen.
- 30 g des Ölauszugs, Bienenwachs und Lanolin **2 Min./80 Grad/ Stufe 1,5** schmelzen.
- Die Tinktur zugeben und **1 Min./60 Grad/Stufe 2** vermischen.
- Den Thermomix auf **Stufe 1** laufen lassen und die ätherischen Öle durch die Deckelöffnung hinzugeben (am Lochrand eintropfen, sonst landet es auf dem Messer).
- Mischung in ein Glas füllen, in ein kaltes Wasserbad stellen und die Masse mit einem Löffelstiel cremig rühren. Salbe in das Glas füllen und verschließen.

HALTBARKEIT: kühl und dunkel gelagert mind. 6 Monate

ANWENDUNG: Bei Muskelkater, Zerrungen, Rücken-, Nacken- und Gelenkschmerzen, Verspannungen und Hexenschuss. Wirkt durchblutungsfördernd. Je schärfer die Chili, desto stärker der Reiz auf der Haut, Verträglichkeit daher vorher an einer kleinen Hautpartie testen. Dünn auf den schmerzenden Bereich auftragen und kräftig einmassieren. **Achtung!** Nicht auf rissige oder wunde Haut auftragen. Die Hände danach gut waschen und nicht die Schleimhäute berühren. Nicht für Kinder geeignet.

Tipp: Zu starkes Brennen auf der Haut kann durch das Einreiben mit Alkohol gelindert werden. Sind empfindlichere Regionen wie Augen, Nase oder Geschlechtsteile betroffen, lindern Speiseöl, Milch oder Quark.

Wichtige Heilpflanzen: Küchenkräuter!

WIE PRAKTISCH! GEGEN JEDES LEIDEN IST EIN (KÜCHEN-)KRAUT GEWACHSEN. GARTEN, BALKON ODER FENSTERBANK WERDEN ZUR HAUSAPOTHEKE MIT FRISCH NACHWACHSENDEN HEILKRÄUTERN.

Einst waren Klostergärten für ihre Heilkräuterbeete berühmt. Von den damals verwendeten Heilpflanzen sind viele nicht mehr als solche bekannt, aber sie sind in unseren regionalen Küchen noch allgegenwärtig. Unsere Küchenkräuter, die man ohne Weiteres auf dem Markt in Töpfen kaufen kann, sind aber in der Tat sehr potente Heilpflanzen. So wurde das traditionelle Wissen über die Wirkweise, auch ohne Bücher, von Generation zu Generation in der Küche weitergereicht. Wer kennt nicht zum Beispiel die alte Wendung: Jedes Böhnchen gibt ein Tönchen, jede Erbse einen Knall? In solchen Sprichwörtern steckt viel Wahres, denn einige Wirkstoffe der Hülsenfrüchte verursachen bei empfindlichen Personen in der Tat beträchtliche Gasentwicklungen im Darm. Daher wird von jeher gerne Bohnenkraut an Bohnensalat oder an Dicke Bohnen mit Speck gegeben. Denn es schmeckt nicht nur gut, sondern verringert auch die lästigen Nebenwirkungen der eigentlich gesunden Hülsenfrüchte.

Den stärksten Wirkstoffgehalt haben frische Kräuter, vielleicht sogar aus dem eigenen Garten. Wenn Sie die Möglichkeit haben, dann ziehen Sie frische Kräuter den getrockneten vor. In meinen Rezepten habe ich allerdings getrocknete Kräuter verwendet, denn sie bieten gewisse Vorteile: Sie sind ganzjährig erhältlich und werden von Apotheken regelmäßig auf ihren Wirkstoffgehalt und auf Schadstoffe kontrolliert.
1 Teil frisches Kraut entspricht, je nach Sorte, ¼ bis ½ Teil getrocknetem Kraut.
Bezugsadressen für getrocknete Kräuter finden Sie im Anhang (Seite 110).

Was hilft bei was?

BOHNENKRAUT:
Darmkrämpfe, Durchfälle, Leberschwäche, Blähungen, wirkt antibiotisch

CURRYKRAUT (IMMORTELLE) – Prellungen, Husten, Lymphstau, Insekten, Ekzeme

DUFTROSE:
Ohnmacht, Schwindel, Gesichtsrose, leichte Herzbeschwerden, Schmerzen

EBERRAUTE:
allergische Reaktionen, Gallenbeschwerden, Fieber, Würmer

GÄNSEBLÜMCHEN:
wirkt gebärmutterrückbildend, Endometritis, Gicht, Erkältungen, Ödeme

HASELSTRAUCH:
Unfruchtbarkeit, Ekzeme, Krampfadern, Müdigkeit

HOLUNDER:
Fieber, Durchfall, Verstopfung, Erkältung, bei Kinderwunsch

JOHANNISKRAUT: Angstzustände, Schmerzen, Wechseljahresbeschwerden, Tinnitus

KAPUZINERKRESSE:
Bronchitis, grippale Infekte, Superinfekte, Harnwegsinfekte, wirkt als pflanzliches Antibiotikum

LAVENDEL:
Angstzustände, Migräne, Schlafstörungen, Bluthochdruck, Erschöpfung

LIEBSTÖCKEL:
Blasenentzündung, Gicht, Rheuma, Verdauungsbeschwerden

LÖWENZAHN:
Gallenbeschwerden, Leberschwäche, Müdigkeit, in Frühjahrskuren

PETERSILIE:
Gicht, Blähungen, Bluthochdruck, Ödeme, wehenfördernd

SALBEI:
Halsschmerzen, Schweißausbrüche (besonders in den Wechseljahren)

MINZE:
Brechreiz, Blähungen, Appetitlosigkeit, Verdauungsbeschwerden

THYMIAN:
Bronchitis, trockener Husten, Asthma, Erkältungen, wirkt antibiotisch

WEINRAUTE:
Blähungen, Reizmagen und -darm, Bauchkrämpfe

WEISSDORN:
wirkt herzstärkend, nervöser Bluthochdruck, hoher Cholesterinspiegel, Tinnitus

WERMUT:
Gallenbeschwerden, Verdauungsbeschwerden, Mundgeruch, Würmer

YSOP:
Asthma, chronische Bronchitis, Magen-Darm-Entzündungen (bakteriell)

ZITRONENMELISSE:
Angstzustände, Nervosität, Wechseljahresbeschwerden, Schlafstörungen.

750 ml | 5 Min. + 10 Tage Ziehzeit

Löwenzahn-Apfelessig

bei Gicht

2–3 ganze frische Löwenzahnpflanzen (mit Blüten, Blättern, Stängeln und Wurzeln), 750 ml Apfelessig
AUSSERDEM:
1-l-Einmachglas

- Löwenzahn gut reinigen und waschen. Im Mixtopf **5 Sek./Stufe 5** hacken.
- Kraut mit dem Spatel nach unten schieben, Essig hinzugeben (Flasche aufbewahren) und **45 Sek./Stufe 10** zerkleinern.
- In ein Einmachglas umfüllen und 10 Tage auf die Fensterbank stellen.
- Durch ein mit Passiertuch ausgelegtes Sieb abseihen und in die Essigflasche umfüllen.

HALTBARKEIT: mind. 2 Jahre

ANWENDUNG: Apfelessig ist ein bewährtes Hausmittel bei Gichtanfällen, Arthritis und Rheuma. Essig stellt den Säure-Basen-Haushalt im Körper wieder her. Löwenzahn verbessert die Wirkung, stabilisiert und reinigt in hohem Maße die Leber. Daher eignet sich der Essig auch für eine Frühjahrsreinigungskur. 1 TL (bis zu 2 EL bei starkem Gichtanfall) in ein Glas Wasser geben und 3-mal täglich trinken. Oder 2 EL Essig mit 2 EL Honig mischen und 3-mal täglich einnehmen.

Senfwickel

2 Anwendungen | 3 Min.

bei Verspannungen

50 g Senfsamen (Brassica nigra)
AUSSERDEM:
1 Einmachglas

- Senfsamen im Mixtopf **1 Min./Stufe 10** pulverisieren, abfüllen und verschließen.

ANWENDUNG: Bei Gelenk- und Muskelschmerzen, Verspannungen, Husten und Bronchitis 2 zusammenhängende Blätter Küchenpapier auf ein Geschirrtuch legen. 2–3 EL Senfmehl in einer Linie mittig daraufgeben. Das Küchenpapier sieht nun aus wie eine waagerecht gestreifte Flagge (weiß, gelb, weiß). Küchenpapier von oben und unten darüber zusammenfalten, dann auch das Geschirrtuch zu einem Päckchen falten. Mit warmem Wasser (nicht zu heiß) begießen, sodass es gut durchfeuchtet ist. Sofort anwenden. Dafür den Hautbereich mit Sonnenblumen- oder Olivenöl dünn einreiben und die Auflage auflegen. Nach wenigen Minuten beginnt die Haut zu brennen und wird stark durchblutet, dann den Wickel entfernen. Sobald die Rötung abgeklungen ist (kann mehrere Stunden dauern), kann ein weiterer Wickel aufgelegt werden.

Tipp: Frisch pulverisiertes Senfmehl wirkt stärker.

▸ *Senfwickel*

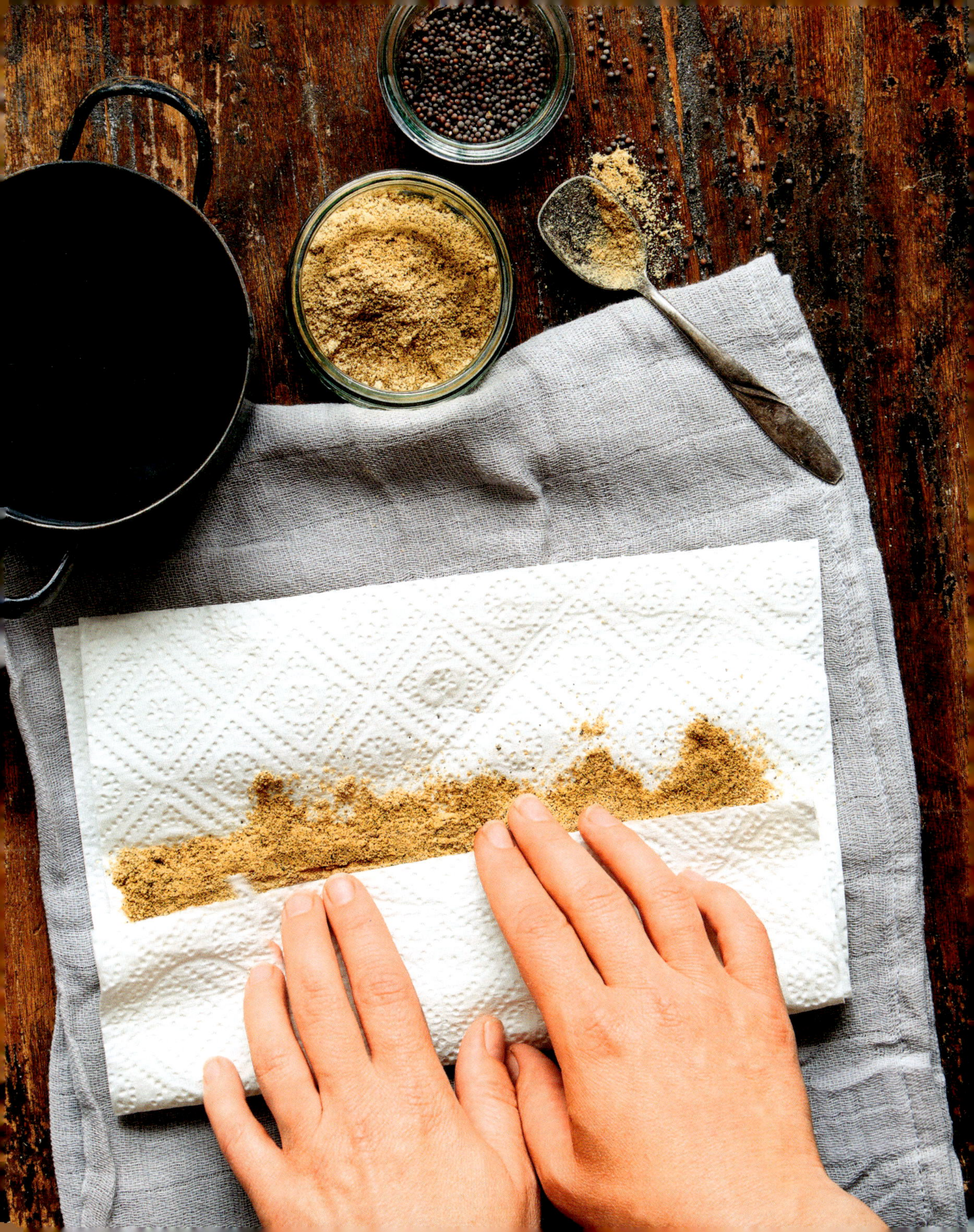

500 ml | 20 Min. + 1 Std. 30 Min. Abkühlzeit | 1 Std. 40 Min.

Arnika-Massageöl

bei Gelenkbeschwerden

30 g Arnikablüten, 350 g Olivenöl, 200 g Sonnenblumenöl, 100 g Sesamöl, 60 Tr. äth. Lavendelöl, 30 Tr. äth. Bergamotteöl, 20 Tr. äth. Eukalyptusöl citriodora

AUSSERDEM:

300-ml-Flasche oder Pumpspender

- Arnikablüten einwiegen und Öle zugeben. **15 Min./90 Grad/Stufe 1** erhitzen. Im Mixtopf 30 Min. abkühlen lassen. Erhitzungs- und Abkühlungsvorgang 2-mal wiederholen.
- Öl durch ein mit einem Passiertuch oder einlagigem Küchenpapier ausgelegtes Sieb filtern.
- Ätherische Öle hinzufügen, Öl in eine Flasche füllen und etikettieren.

HALTBARKEIT: ohne Verunreinigungen mind. 1 Jahr

ANWENDUNG: Bei rheumatischen Gelenkbeschwerden, Zerrungen, Quetschungen, Blutergüssen, Prellungen oder Muskelkater. Massieren Sie 2-mal täglich die schmerzende Stelle mit dem Öl ein, im Akutfall auch öfter.

Schuppenflechtenbalsam

100 ml | 7 Min. | 5 Min.

bei Schuppenflechte, Gelenkproblemen

25 g Mandelöl, 5 g Bienenwachs, 5 g Lanolin, 45 g Sheabutter, 25 g Hagebuttenkernöl, 1 TL Sanddornöl, 5 g Echinacin (Sonnenhut-)Urtinktur, 10 Stk. Schüßler-Salz Nr. 13, 20 Tr. äth. Manukaöl, 10 Tr. äth. Karottensamenöl, 10 Tr. äth. Immortellenöl

AUSSERDEM:

2 50-ml-Einmachgläser

- Mandelöl, Bienenwachs und Lanolin im Mixtopf **3 Min./80 Grad/Stufe 1,5** schmelzen.
- Thermomix auf 50 Grad abkühlen, dann Sheabutter, Hagebuttenkernöl, Sanddornöl, Echinacin-Tinktur und Schüßler-Salze zugeben und **2 Min./50 Grad/Stufe 1,5** auflösen.
- Ätherisches Öl zugeben und **10 Sek./Stufe 1,5** vermischen. In ein Einmachglas füllen und aushärten lassen.

HALTBARKEIT: kühl und dunkel aufbewahrt mind. 6 Monate

ANWENDUNG: Schuppenflechte kann auch arthritische Symptome in Form von Gelenk- bzw. Sehnenansatzschmerzen annehmen. Die Salbe wirkt erwärmend, schmerzlindernd, durchblutungsfördernd, hautheilend, pflegend und immunsystemausgleichend. Reiben Sie 4- bis 5-mal täglich die betroffenen Hautareale ein.

150 ml | 25 Min. + Tinktur

Yamswurzel-creme

bei Wechseljahresbeschwerden

FÜR DIE TINKTUR:
25 g Yamswurzel, 5 g Ackerschachtelhalm, 10 g Schisandra-Beeren, 2 EL Hopfenblüten, 10 g Glycerin, 100 g Ethanol 96%

FÜR DIE CREME:
20 g Jojobaöl, 10 g Traubenkernöl, 10 g Tegomuls, 5 g Bienenwachs, 60 g Tinkturauszug, 40 g destilliertes Wasser, 10 Stk. Schüßler-Salz Nr. 2, 5 g Sheabutter, 10 Tr. äth. Angelikaöl, 20 Tr. äth. Zedernöl, 10 Tr. äth. Palmarosaöl

AUSSERDEM:
0,4-l-Flasche, 2 40-ml-Einmachgläser

- Tinktur nach Anleitung für warmen Tinkturauszug (Seite 17) mit den angegebenen Mengen herstellen. Glycerin zusammen mit dem Ethanol zugeben.
- Für die Creme Jojoba- und Traubenkernöl, Tegomuls und Bienenwachs im Mixtopf **2,5 Min./80 Grad/Stufe 1,5** schmelzen.
- Tinkturauszug, destilliertes Wasser und Schüßler-Salz in einem Glas vermischen.
- Wenn der Mixtopf auf 50 Grad abgekühlt ist, Sheabutter zugeben und **1,5 Min./50 Grad/Stufe 1,5** schmelzen.
- **2,5 Min./50 Grad/Stufe 1,5** einstellen, Tinkturmischung und ätherische Öle durch die Deckelöffnung hinzugeben.
- Zurück in das Glas geben, Glas ins kalte Wasserbad stellen und Masse mit einem Löffelstiel cremig rühren. Abfüllen.

HALTBARKEIT: kühl gelagert mind. 6 Monate

ANWENDUNG: Eine haselnussgroße Cremeportion 1- bis 2-mal täglich auf weiche, dünne Hautstellen auftragen, z. B. die Innenseiten der Beine und Arme. Stelle täglich wechseln. Zusätzlich hierzu empfehle ich das Kalziumpulver (Seite 38) in Kombination mit einem Vitamin-D-Präparat.

80 ml | 2 Kronen | 8 Min. + Ölauszug | 3 Min.

Beinwell-salbe

für Knochen und Gelenke

FÜR DEN ÖLAUSZUG:
15 g Beinwellwurzel, 100 g Sesamöl, 20 g Wildrosenöl
FÜR DIE CREME:
30 ml Beinwell-Ölauszug, 15 g Lanolin, 5 g Bienenwachs, 30 ml Beinwellkraut-Frischpflanzenextrakt (Seite 16) oder -Tinktur (Seite 17) (selbst hergestellt oder gekauft), 25 Tr. äth. Rosmarinöl, 25 Tr. äth. Wacholderöl, 10 Tr. Bach-Blüten Nr. 30 (optional)
AUSSERDEM:
150-ml-Einmachglas, 2 40 ml-Einmachgläser

● Einen warmen Ölauszug (Seite 18) herstellen. 30 ml Beinwell-Ölauszug, Bienenwachs und Lanolin im Mixtopf **2 Min./80 Grad/Stufe 1,5** schmelzen.
● Beinwellextrakt oder -tinktur zugeben und **1 Min./60 Grad/Stufe 2** mischen.
● Thermomix auf **Stufe 1** laufen lassen, ätherische Öle und Blütenessenz hinzugeben.
● In ein Glas füllen, Glas ins kalte Wasserbad stellen und Masse mit dem Löffelstiel cremig rühren. In die Töpfchen füllen und verschließen.

HALTBARKEIT: gut gekühlt mind. 6 Monate

ANWENDUNG: Sowohl bei akuten Problemen (Prellungen, Knochenbrüchen), zum Aufweichen alter Wunden und Narben sowie zur Gelenkstabilisierung.

Rheumakur nach Leisen

7 Tage | 1 Krone | 11–26 Min. | 10–25 Min.

bei Rheuma

Mischung aus je 40 g Johanniskraut, Schafgarbe, Lindenblüten und je 20 g Kamille, Schöllkraut, Holunderblüten, Bohnenhülsen, Ackerschachtelhalm, Löwenzahn, Weidenrinde, Birkenblättern und Ringelblumen

● **Für einen Tee** 3 g Kräutermischung im Mixtopf **3 Sek./Stufe 6** zerkleinern. 200 g Wasser zugeben und **10 Min./100 Grad/Stufe 1,5** kochen. In eine Tasse abseihen und möglichst bald trinken.
● **Für ein Bad** 2 Handvoll Kräutermischung im Mixtopf **3 Sek./Stufe 6** zerkleinern. Mit 2 l Wasser **10 Min./100 Grad/Stufe 1,5** aufkochen. Dann **15 Min./Stufe 1,5** ziehen lassen. Durch ein mit einem Passiertuch ausgelegtes Sieb filtern. Sud auffangen und in ein Vollbad geben.

ANWENDUNG: Die Kräuter sollen den Körper dazu bringen, Giftstoffe auf natürlichem Weg auszuscheiden. Die Kur mindestens 3 Monate durchführen, um Verbesserungen wahrnehmen und einordnen zu können. Auch weiterführen, wenn die Beschwerden verschwunden sind, da die Gifte nur nach und nach abgebaut werden. Nach einer Verbesserung kann es daher wieder schlimmer werden. **Tee:** 3–5 Tassen täglich; **Bad:** 1-mal täglich (Fußbad auch möglich)

▸ *Rheumakur nach Leisen*

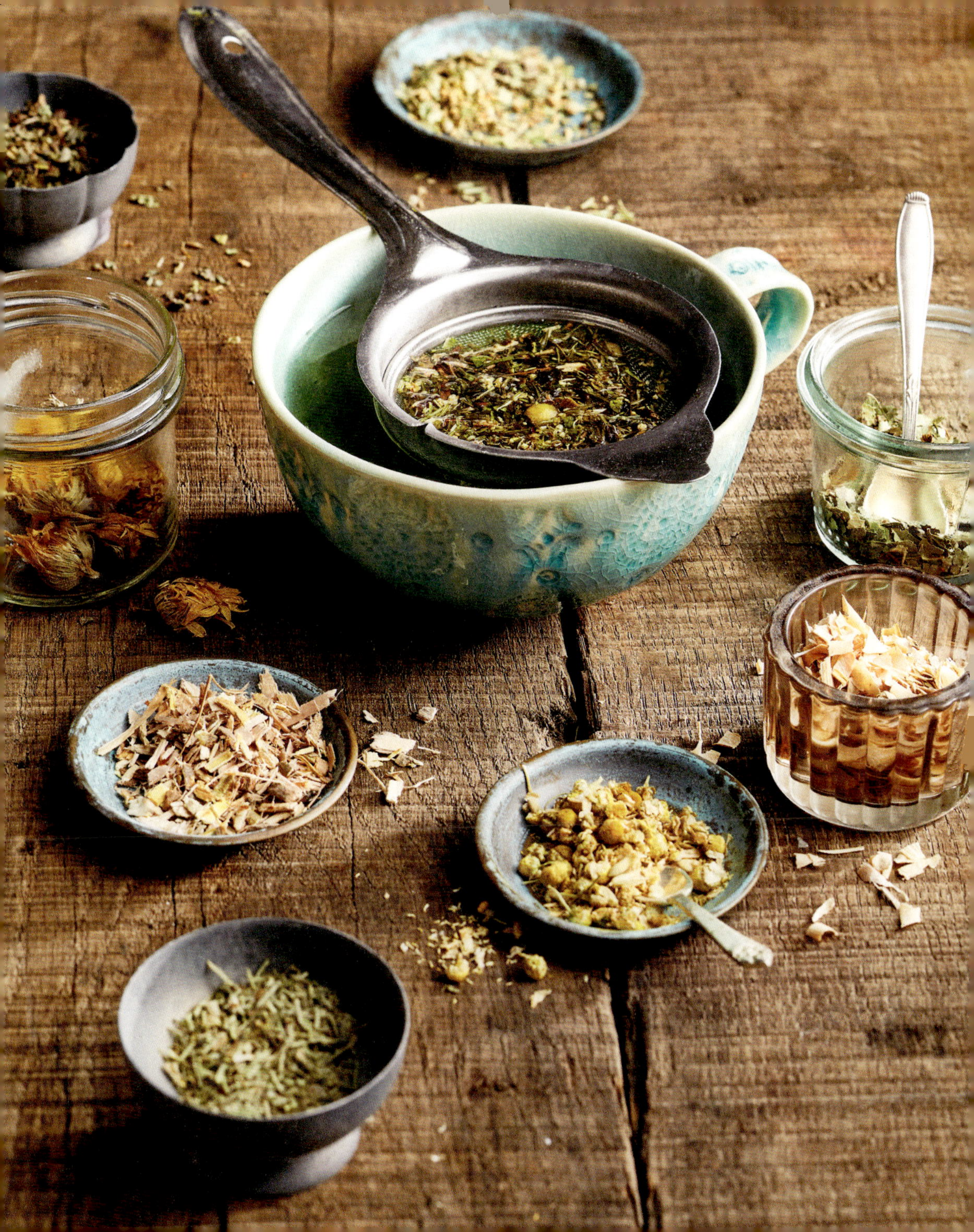

Herz-/Kreislauf, Lymphe, Nervensystem

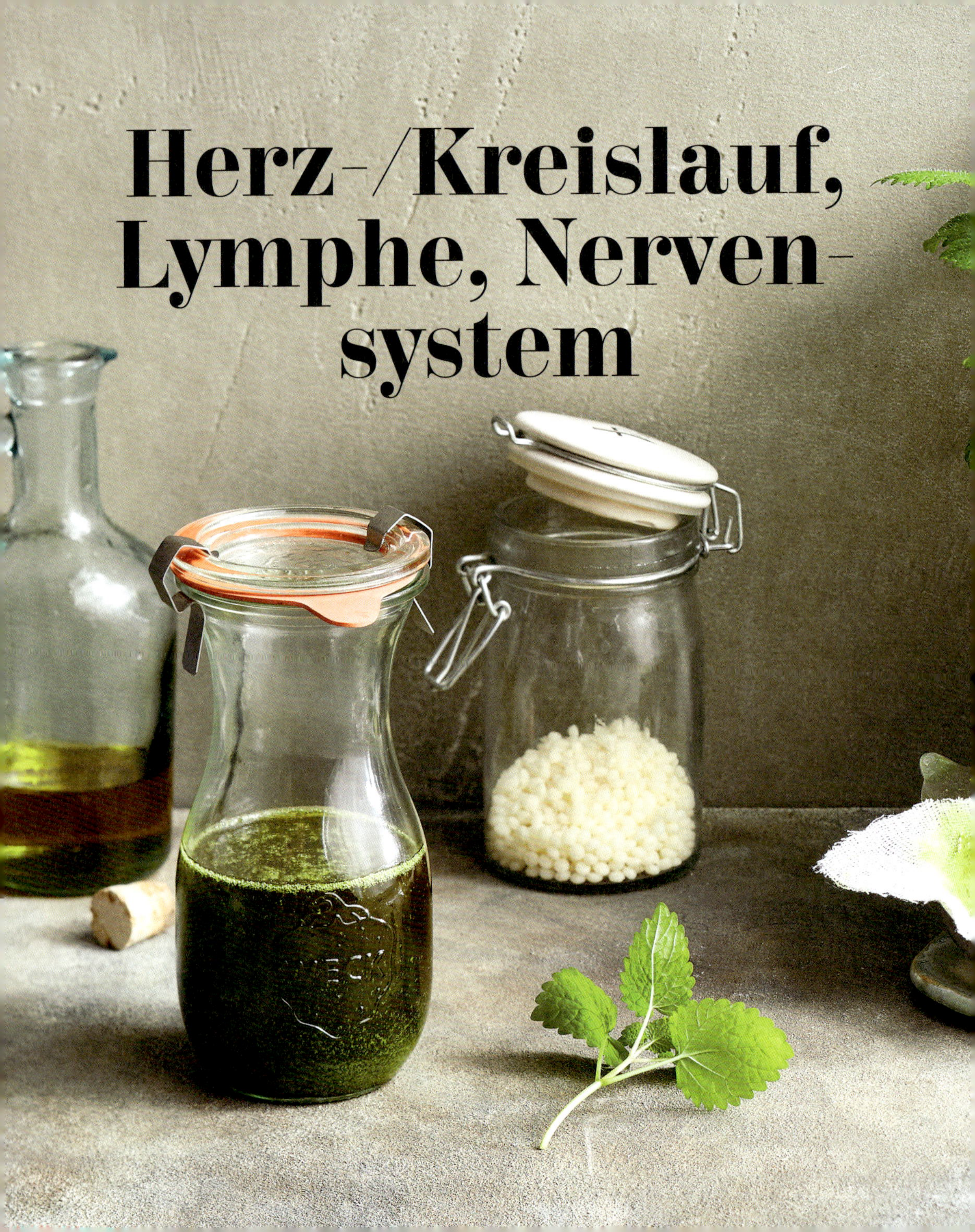

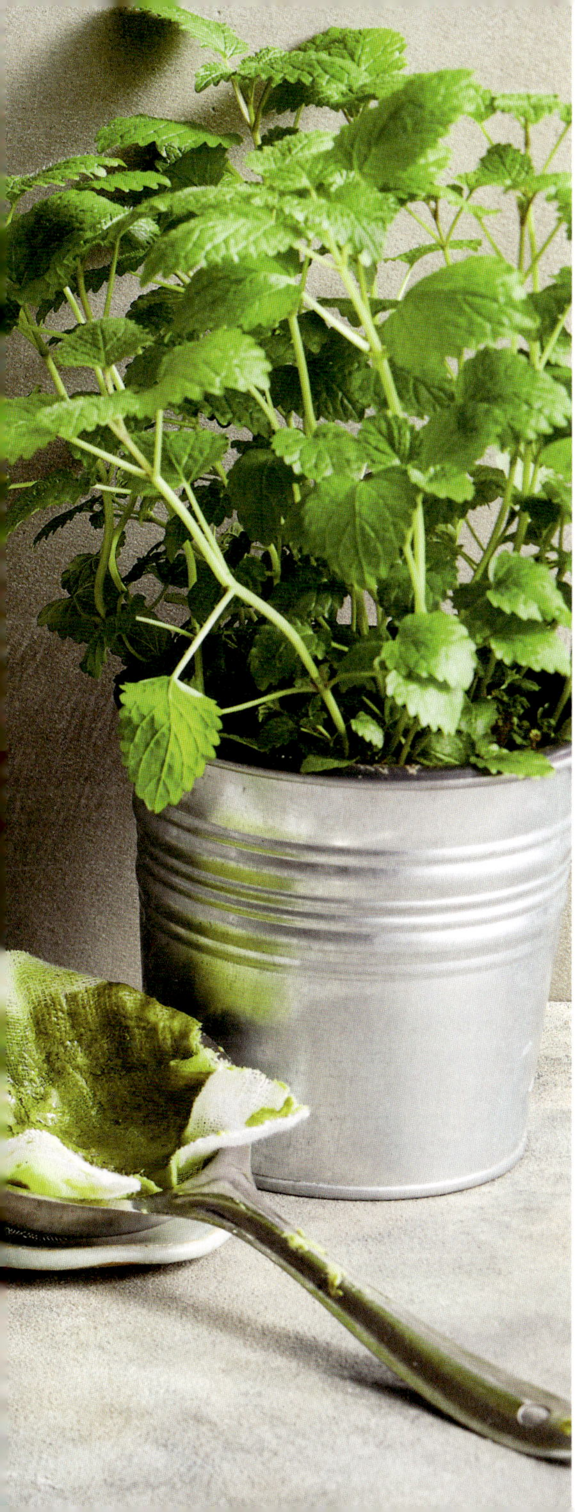

Melissen-Ölauszug

150 ml		45 Min.	30 Min.

bei schmerzenden Nerven und Gelenken

200 g frische Zitronenmelisse (Blätter mit Stielen), 120 g Mandelöl, 80 g Traubenkernöl, 10 g Emulsan
AUSSERDEM:
200-ml-Einmachglas

- Zitronenmelisse grob zerkleinern, bis zur 2-l-Markierung in den Mixtopf füllen und **5 Sek./Stufe 8** zerkleinern. Wenn das Messer durchdreht, mit dem Spatel nachhelfen. In eine Schüssel füllen.
- Öl und 70 g Melisse in den Mixtopf geben und **10 Min./90 Grad/Stufe 1,5** kochen. Öl durch ein Sieb abgießen und Kraut gründlich mit einem Holzlöffel ausdrücken. Vorsicht, heiß!
- Den Vorgang noch zweimal wiederholen. Beim letzten Mal das Öl durch ein mit einem Passiertuch ausgelegtes Sieb abseihen.
- Den Mixtopf reinigen, Melissenöl und Emulsan hineingeben und **2,5 Min./80 Grad/Stufe 1** emulgieren.
- In ein Einmachglas füllen und verschließen.

HALTBARKEIT: dunkel und kühl gelagert bis 6 Monate

ANWENDUNG: Das Öl eignet sich zur Weiterverwendung (z. B. im Lippenbalsam Seite 38) oder einfach als beruhigendes Basis-Körperöl für schmerzende Nerven und Gelenke. 2- bis 3-mal täglich einmassieren. Ätherische Öle verbessern den Geruch.

20–25 Stück		*50 Min. + 4 Std. Trockenzeit*	*40 Min.*

Weißdorn-Fruchtleder

bei erhöhtem Cholesterinspiegel

20 g Artischockenkraut, 1 l Wasser, 2 Bio-Zitronen, 1 Apfel, 240 g Zucker, 1 TL Zimt, 500 g frische oder 250 g getrocknete Weißdornbeeren (24 Stunden in Wasser eingeweicht, dann abgegossen), 4 Handvoll Chia-Samen (optional)

- Artischockenkraut mit Wasser im Mixtopf **10 Min./100 Grad/Stufe 1** kochen, dann weitere **10 Min./Stufe 1,5** ziehen lassen.
- Zitronen auspressen. Ausgepresste Zitronenhälften aufbewahren.
- Artischockensud durch ein mit einem Passiertuch ausgelegtes Sieb filtern und den Mixtopf von Kräuterresten befreien.
- Apfel waschen, Kerngehäuse entfernen und den Apfel grob zerkleinern. Mit dem Sud, Zucker, Zimt, Weißdornbeeren und entsafteten Zitronenhälften im Mixtopf **20 Min./Varoma/Stufe 2** ohne Messbecher kochen. Garkörbchen als Spritzschutz auflegen.
- Zitronenhälften entfernen, Saft zugeben, **1 Min./Stufe 8** pürieren.
- Die Masse durch ein Küchensieb direkt auf ein mit Backpapier ausgelegtes Backblech geben. Das Blech ein wenig schwenken, damit sich die Masse gleichmäßig und dünn verteilt.
- Nach Wunsch die Chia-Samen über die Masse streuen. Masse bei 90 Grad im Ofen 3–4 Stunden trocknen, dabei einen Kochlöffel in die Ofentür klemmen, damit die Feuchtigkeit entweichen kann. Hin und wieder die Konsistenz prüfen. Die Masse soll zäh, aber nicht hart sein. Abkühlen lassen und in mundgerechte Stücke schneiden.

HALTBARKEIT: auf Backpapier gelegt, luftdicht verschlossen und kühl gelagert bis 1 Monat

ANWENDUNG: Hilft, einen hohen Cholesterinspiegel zu senken, regt die Verdauung an und regelt den Blutdruck. 2- bis 5-mal täglich ein Stück Fruchtleder kauen.

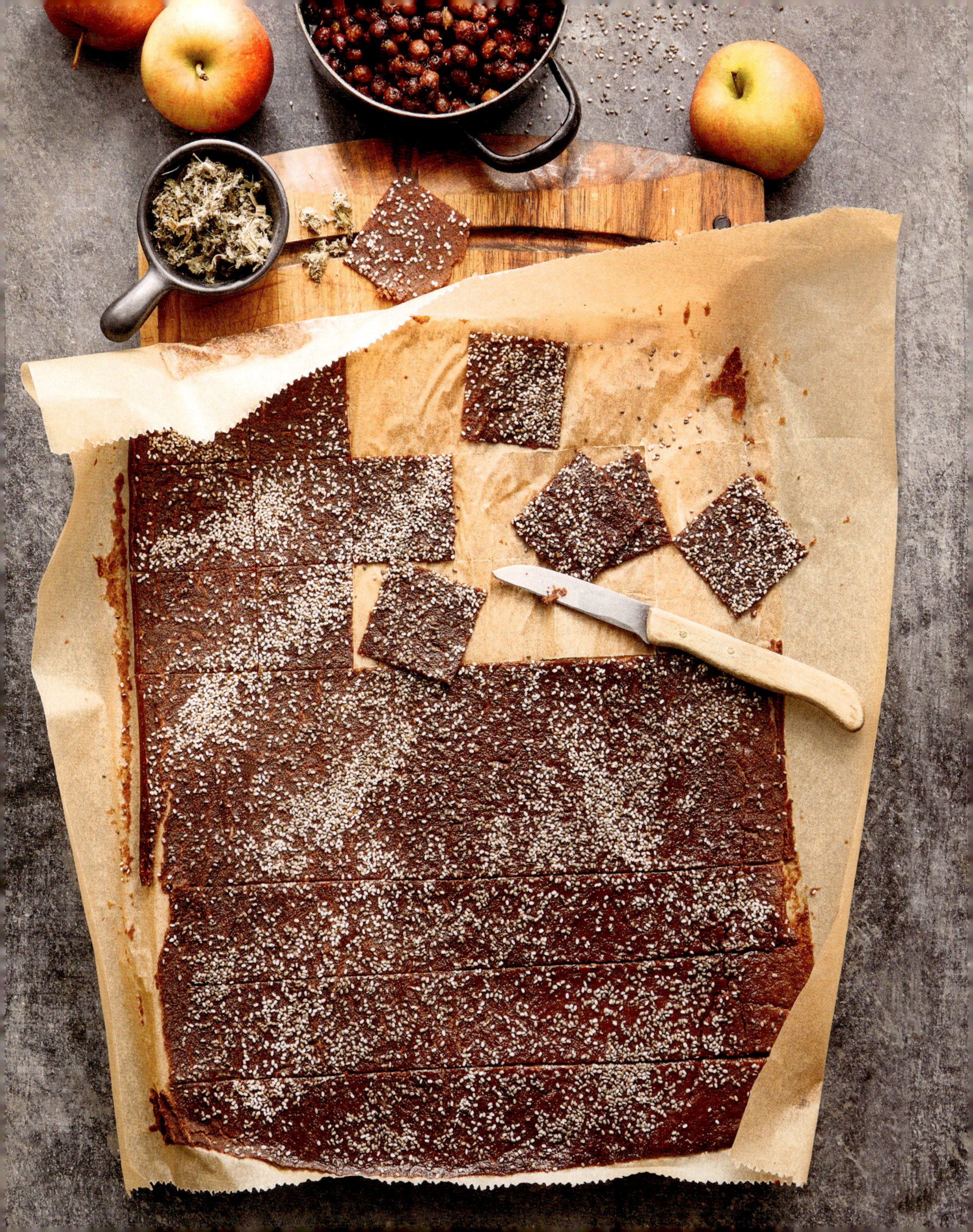

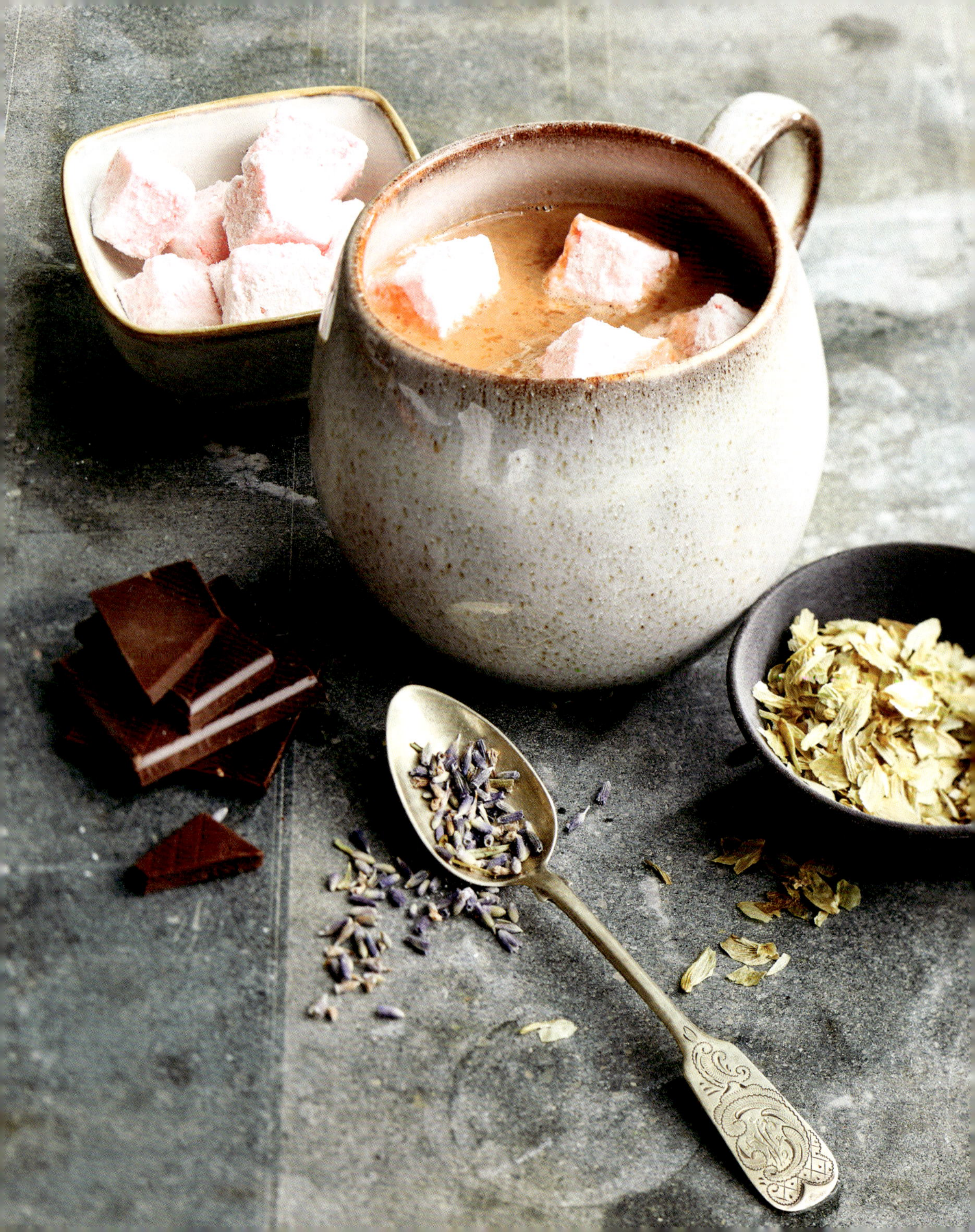

Weißdornzucker

3 Min.

50 Port.

zur Blutdruckstabilisierung

100 g Weißdornblüten und -blätter, 100 g Milchzucker (Arzneibuchqualität)

- Weißdornblüten und -blätter im Mixtopf **1 Min./Stufe 10** pulverisieren. Am besten ein sauberes Geschirrtuch über den Messbecher legen, es staubt!
- Milchzucker hinzugeben und **1 Min./Stufe 10** pulverisieren.

HALTBARKEIT: etwa 1½ Jahre. Der Zucker kann nur an Wirkung verlieren, aber nicht verderben.

ANWENDUNG: Indikationen siehe Weißdorntinktur (Seite 90). 3-mal täglich 1 geh. TL (ca. 4 g) vor dem Essen im Mund zergehen lassen.

◂ *Heiße Schokolade*

2 Tassen

11 Min.

10 Min.

Heiße Schokolade

bei innerer Anspannung

30 g Vollmilch- oder Zartbitterschokolade nach Geschmack, 250 g Mandeldrink, 250 g Milch, 1 TL Passionsblumenkraut, 1 TL Hopfenblüten, 1 TL Lavendelblüten, Rosen-Marshmallows (Seite 87) (optional)

- Schokolade, Mandeldrink, Milch, Kräuter und Blüten im Mixtopf **10 Min./100 Grad/ Stufe 2** kochen.
- Durch ein Teesieb direkt in die Tasse abseihen. Wer mag kann die heiße Schokolade mit Rosen-Marshmallows toppen.

ANWENDUNG: Passionsblumenkraut, Hopfen und Lavendel sind nervenberuhigend und -stärkend. Auch bei Spannungskopfschmerzen kann dieser Spezial-Kakao helfen. Am Ende eines anstrengenden Tages oder einfach zur Nervenberuhigung zwischendurch eine Tasse genießen.

Bärlauch-Mutterkraut-Butter

3 Min.

300 g

bei Migräne

25 g getrocknetes Mutterkraut, 1½ TL Meersalz, 1 TL schwarze Pfefferkörner, 70 g frischer oder 35 g getrockneter Bärlauch, 250 g weiche Butter

AUSSERDEM:

Einmachglas oder anderer Behälter

- Mutterkraut, Salz und Pfeffer im Mixtopf **1 Min./Stufe 10** pulverisieren.
- Bärlauch zugeben und **3–5 Sek./Stufe 5** hacken.
- Butter in Stücken in den Mixtopf geben und **5 Sek./Stufe 6** vermischen.
- In ein Gefäß umfüllen und kühl stellen.

HALTBARKEIT: gekühlt mind. 2 Monate, eingefroren unbegrenzt.

ANWENDUNG: Zur Migräneprophylaxe 3-mal täglich eine Scheibe mit der Butter bestrichenes Vollkornbrot essen.

ca. 200 ml		13 Min.	10 Min.

Erfrischungsgetränk

bei Migräne und Kopfschmerzen

FÜR DEN VANILLEEXTRAKT:
5 Vanilleschoten, 100 g unraffinierter Zucker, 1 Prise Salz, 30 g Honig, 50 ml Wasser
FÜR DAS GETRÄNK:
½–1 TL Vanilleextrakt, 1 EL Apfelessig, 2 EL Waldmeister- (Seite 88) oder Mädesüßsirup, 200 g Mineralwasser
AUSSERDEM:
200-ml-Einmachglas

- Für den Vanilleextrakt Vanilleschoten in je 3 Teile schneiden mit dem Zucker im Mixtopf **3-mal 10 Sek./Stufe 10** pulverisieren. Mit dem Spatel oder einem Pinsel immer wieder nach unten schieben.
- Salz, Honig und Wasser hinzugeben und **10 Min./90 Grad/Stufe 1,5** erhitzen.
- Noch heiß in ein steriles Glas umfüllen.
- Alle Zutaten für das Getränk bis auf das Mineralwasser in ein Glas geben und mit Mineralwasser auffüllen. Umrühren und fertig.

HALTBARKEIT DES VANILLEEXTRAKTS: gut verschlossen 1–2 Jahre

ANWENDUNG: Gegen starke Kopfschmerzen kannten die alten Ägypter Vanille als Gegenmittel. In Kombination mit Apfelessig und Sirup, die ebenfalls bei Kopfschmerzen verwendet werden, entsteht eine schmackhafte und erfrischende Medizin. Bei beginnenden Kopfschmerzen 1 Glas trinken. Es riecht ein wenig nach Essig, schmeckt aber wirklich gut.
Sie können auch einfach 1 TL Vanilleextrakt in heißem Wasser auflösen und vor dem Zubettgehen trinken. Regelmäßig angewendet, kann das bei chronischer Migräne helfen.

Lavendel-Erdbeer-Sirup

2,5 l		45 Min. + 3–5 Tage Ziehzeit	30 Min.

zur Entspannung

2 l Wasser, 500 g–1,5 kg Zucker (nach Geschmack), 500 g Erdbeeren, 3 Bio-Zitronen, 2 TL Vitamin-C-Pulver, 5 EL getrocknete oder 15–20 frische Lavendelblüten aus dem Garten

AUSSERDEM:

3–4 Flaschen

- Wasser mit Zucker im Mixtopf **10 Min./100 Grad/Stufe 2** ohne Messbecher kochen.
- Erdbeeren waschen und halbieren. 2 Zitronen in Scheiben schneiden, 1 Zitrone auspressen. Erdbeeren, Zitronenscheiben und Lavendelblüten in einen Topf mit Deckel geben. Heiße Zuckerlösung darübergießen, Vitamin-C-Pulver und Zitronensaft zugeben, Topf schließen und 3–5 Tage an einem dunklen Ort ziehen lassen.
- Erdbeeren, Lavendelblüten und Zitronenscheiben abseihen und den Sirup in den Mixtopf geben**. 20 Min./Varoma/Stufe 2** mit Gareinsatz als Spritzschutz aufkochen und in sterile Flaschen abfüllen.

HALTBARKEIT: mind. 1 Jahr. Je mehr Zucker enthalten ist, desto länger die Haltbarkeit.

ANWENDUNG: Lavendel ist stark bei Depressionen, Einschlafstörungen, Spannungskopfschmerz und Schwindelanfällen. Er wirkt insgesamt beruhigend und ausgleichend auf das Nervensystem. Bei Erschöpfungszuständen kann er aber auch anregend wirken. Die Erdbeeren verstärken die Wirkung des Lavendels.
2–3-mal täglich 30–40 ml in ein Glas geben und mit Mineralwasser auffüllen. Auch gut als Erfrischungsgetränk zwischendurch geeignet.

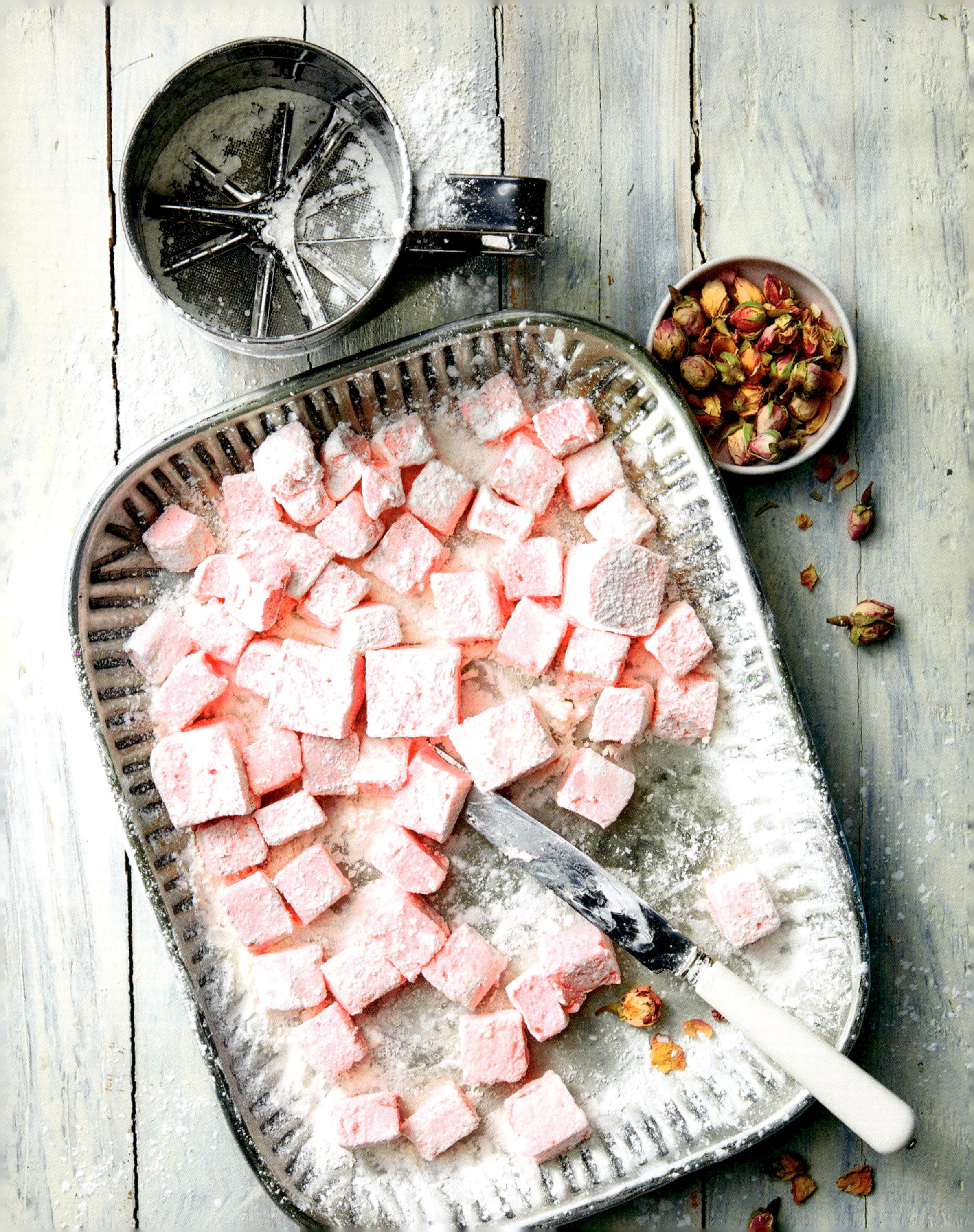

150 Stück		*10 Min. + mind. 2 Std. Trockenzeit*	*5 Min.*

Rosen-Marshmallows

für die Seele

325 g Zucker, 55 g Speisestärke, 165 g Wasser, 2 Pck. gemahlene Gelatine (18 g), 1 Pck. Bourbon-Vanillezucker oder 1 TL Vanilleextrakt (Seite 84), 8 Tr. äth. Orangenöl (Bio), 3 Tr. äth. Rosenöl (10%) oder 1 TL Rosenwasser, 1 Prise Salz, rote Lebensmittelfarbe (optional), Öl zum Fetten
AUSSERDEM:
Auflaufform (ca. 30 × 20 cm)

- Zucker im Mixtopf **50 Sek./Stufe 10** pulverisieren. Umfüllen. 25 g gemahlenen Zucker und die Speisestärke einwiegen und vermischen.
- Rühraufsatz einsetzen und Wasser, Gelatine, Vanillezucker, ätherisches Öl, Salz und Lebensmittelfarbe **5 Sek./Stufe 3** verrühren und 5 Min. quellen lassen. Dann **2,5 Min./50 Grad/Stufe 2** auflösen.
- Auflaufform fetten und die Hälfte der Zucker-Stärke-Mischung auf den Boden und Rand der Form sieben.
- Thermomix auf **4 Min./Stufe 3,5/Rühren** stellen. Gemahlenen Zucker nach und nach einrieseln lassen. Dann **2 Min./Stufe 2,5** aufschlagen.
- Rühraufsatz entfernen und die Mischung in die Auflaufform geben. Die zähe, glatte Masse muss Spitzen bilden, wenn man sie zieht. Auflaufform mit Frischhaltefolie bedecken und die Masse mindestens 2 Std. bei Zimmertemperatur trocknen lassen, besser über Nacht.
- Nach dem Trocknen etwas von der Zucker-Stärke-Mischung auf die Masse sieben und auf ein Brett stürzen. Den Teig mit einem mit Puderzucker bestäubten Messer in Würfel schneiden. Die Würfel noch einmal einzeln mit der Zuckermischung bestreuen oder darin wälzen.

HALTBARKEIT: in einer Dose aufbewahrt 2–3 Wochen

ANWENDUNG: Die Rose hilft bei nervös bedingten Herzbeschwerden und lindert Depressionen. Der Zucker bringt die Wirkstoffe schneller ins Blut. Über den Tag verteilt ab und zu einen Marshmallow essen.

500 ml | Schwierigkeit: 2 Kronen | 15 Min. + über Nacht + 3 Tage Ziehzeit | 10 Min.

Waldmeistersirup

für die Durchblutung

30 g frischer Waldmeister (Blüte und Kraut), 350 g Zucker, 500 g Wasser, 2 Bio-Zitronen
AUSSERDEM:
0,5-l-Flasche

- Waldmeister von Verunreinigungen befreien (nicht waschen) und über Nacht auf einem Brettchen anwelken lassen. Dadurch werden die heilkräftigen Cumarine freigesetzt.
- Zucker mit Wasser im Mixtopf **10 Min./100 Grad/Stufe 2** ohne Messbecher kochen. Währenddessen 1 Zitrone in Scheiben schneiden und 1 Zitrone auspressen.
- Waldmeister, Zitronenscheiben und Zitronensaft in einen Topf mit Deckel geben und die heiße Zuckerlösung darübergießen. Deckel auflegen und 3 Tage an einem dunklen Ort ziehen lassen.
- Garkörbchen in den Mixtopf hängen, mit Küchenpapier auslegen und den Waldmeisteransatz abgießen. Gut auspressen, Garkörbchen entfernen und die Flüssigkeit wieder auf 500 ml auffüllen. **20 Min./Varoma/Stufe 2** einkochen, dann in eine Flasche füllen.

HALTBARKEIT: mind. 1 Jahr

ANWENDUNG: Waldmeister ist bekannt für seinen hohen Anteil an blutverdünnendem Cumarin. Er macht das Blut fließfähiger und kann dadurch Hämorrhoiden, Venenerkrankungen, Leberstauungen und Thrombosen verhindern oder positiv beeinflussen. Er wirkt beruhigend auf das Nervensystem, lindert Unruhezustände, Schlaflosigkeit und Menstruationsbeschwerden. Bei Bedarf oder als maximal 3-wöchige Kur täglich 40 ml Sirup mit 200 ml Wasser auffüllen und über den Tag verteilt oder vor dem Schlafengehen trinken.
Achtung! Waldmeister sollte nicht dauerhaft eingenommen werden, ebenfalls nicht vor anstehender Operation oder bei Einnahme blutverdünnender Medikamente.

Anti-Cellulite-Ölauszug

120 ml	1 Krone	35 Min.	30 Min.

reduziert Orangenhaut

20 g frische Haselnussblätter, 20 g frische Efeublätter, 20 g frische Schafgarbenblätter (im Frühjahr geerntet), 160 g Mandelöl, 80 g Traubenkernöl
AUSSERDEM:
200-ml-Einmachglas

- Blätter säubern und im Mixtopf **10 Sek./Stufe 8** hacken. In eine Schüssel umfüllen.
- 20 g der Kräuter mit dem Öl in den Mixtopf geben und **10 Min./90 Grad/Stufe 1,5** kochen. Öl durch ein Sieb abseihen. Das Kraut gründlich ausdrücken. Vorsicht, heiß!
- Öl zurück in den Mixtopf geben und den Vorgang zweimal wiederholen. Beim letzten Mal das Öl durch ein mit einem Passiertuch ausgelegtes Sieb abseihen. In ein Einmachglas füllen.

HALTBARKEIT: dunkel und kühl gelagert mind. 6 Monate

ANWENDUNG: Das Massageöl hilft, Cellulite zu reduzieren und die Entgiftung anzuregen. Alte Narben kann es weicher und geschmeidiger machen. 1- bis 2-mal täglich auf die betroffenen Stellen, am besten auf die noch feuchte Haut auftragen. Eignet sich auch zur Weiterverarbeitung in der Belladonna-Lotion.

200 ml	2 Kronen	5 Min.	2 Min.

Belladonna-Lotion

für schöne Beine

60 g Olivenöl, 60 g Anti-Cellulite-Ölauszug (Seite 89), 5 g Emulsan, 25 g destilliertes Wasser, 5 g Glycerin, 10 g Rosskastanientinktur (Seite 93), 5 g Sheabutter, 5 g Vitamin E, 25 Tr. äth. Rosmarinöl, 25 Tr. äth. Wacholderöl
AUSSERDEM:
200-ml-Pumpspender oder Lotionsflasche

- Olivenöl, Anti-Cellulite-Öl und Emulsan im Mixtopf **1,5 Min./90 Grad/Stufe 1** schmelzen.
- Währenddessen destilliertes Wasser, Glycerin und Kastanientinktur in einem Glas vermischen. Mixtopf auf 50 Grad abkühlen lassen, Sheabutter hinzugeben und **1,5 Min./50 Grad/Stufe 1** schmelzen.
- Vitamin E und ätherische Öle zugeben und **5 Sek./Stufe 3** verrühren.
- Wässrige Tinkturmischung in den Mixtopf geben und **20 Sek./Stufe 4** zu einer Lotion verrühren. In den Pumpspender abfüllen.

HALTBARKEIT: kühl gelagert bis 6 Monate

ANWENDUNG: Wirkung und Anwendung des Anti-Cellulite-Ölauszugs werden durch Vitamin E und die anderen Zutaten verbessert. Wacholder und Rosmarin fördern die Durchblutung. 2-mal täglich kräftig Bauch, Beine und Po, eventuell auch die Oberarme einreiben. Viel stilles Wasser trinken.

300 ml (für ca. 50 Tage) | *mind. 7 Tage*

Weißdorntinktur

zur Regulierung des Herzens

250 g frische Weißdornblüten, -knospen und -blätter, 250 g Wodka oder Doppelkorn
AUSSERDEM:
0,5-l-Einmachglas, optional eine Medizin-Tropfflasche

● Frischpflanzenextrakt und eine daraus folgenden Urtinktur (Seite 17) mit den hier angegebenen Menge herstellen.

HALTBARKEIT: bis zu 1½ Jahre

ANWENDUNG: Weißdorn ist das Mittel der Wahl, um ein schwaches Altersherz sanft zu behandeln. Auch bei Herzerscheinungen wie Herzrhythmus- und Blutdruckbeschwerden ist Weißdorn ein Heilmittel. Er wirkt sanft regulierend, beruhigend, durchblutungsfördernd und gefäßerweiternd, daher ist er sowohl bei Bluthochdruck als auch zu niedrigem Blutdruck passend. 3-mal täglich 1–2 TL einnehmen.

Tipp: Die bessere Wirkung hat die Urtinktur. Wer aber sofort mit der Einnahme beginnen möchte, nimmt in den ersten 10–14 Tagen direkt aus dem Ansatz die Tinktur und verwendet danach das Filtrat weiter. Weitere Alternativen sind Weißdorntee oder Weißdornzucker (Seite 83).

Gundermannöl

200 ml | 1 Krone | 35 Min. | 30 Min.

für Lymphmassagen

50 g frischer Gundermann (Gundelrebe), 100 g Jojoba, 100 g Traubenkernöl, 1 EL Lanolin, 10–20 Tr. äth. Immortellenöl

AUSSERDEM:

0,2-l-Flasche

- Den Herstellanweisungen für warmen Ölauszug (Seite 18) mit den angegebenen Mengenangaben folgen.
- Immortellenöl in das gefilterte und in die Flasche gefüllte Öl geben. Flasche gut verschließen und schütteln, bis sich alles gut vermischt hat.

HALTBARKEIT: steril abgefüllt und gelagert mind. 1 Jahr

ANWENDUNG: Gundermann verwendete man früher u. a., um Böses oder Unheil abzuwenden. Er wirkt reinigend auf Blut, Lymphe und Gebärmutter. In Kombination mit dem Immortellenöl wird der Lymphfluss gefördert und Stauungen aufgelöst. Bei Bedarf anwenden. Bei Lymphstauungen (chronisch oder nach operativen Eingriffen) empfiehlt sich die 2- bis 5-malige tägliche Anwendung. Nehmen Sie etwas Öl in die angefeuchtete Hand und massieren Sie die betroffenen Stellen sanft mit kleinen kreisenden Bewegungen.

75 ml | 3 Kronen | 6 Min. | 3 Min.

Glättende Tagescreme

für den Lymphfluss

10 g Gundermannöl (Seite 91), 5 g Kokosöl, 5 g Tegomuls, 5 g Glycerin, 30 g destilliertes Wasser, 10 g Immortellenwasser, 10 g Spitzwegerich-Frischpflanzenextrakt (Seite 16) oder Urtinktur (Seite 17), 10 Tr. äth. Eisenkrautöl

AUSSERDEM:

2 40-ml-Einmachgläschen

- Gundermannöl, Kokosöl und Tegomuls **2 Min./80 Grad/Stufe 1,5** schmelzen. Unter Rühren auf 60 Grad abkühlen lassen.
- Glycerin, Wasser, Immortellenwasser und Extrakt oder Urtinktur hinzugeben und **1,5 Min./60 Grad/ Stufe 1,5** vermischen.
- Die Emulsion in ein Glas füllen, in einen mit Wasser gefüllten Topf stellen und mit einem Löffelstiel cremig rühren. Sobald die Creme Handwärme hat, das ätherische Öl dazugeben.

HALTBARKEIT: im Kühlschrank mind. 6 Monate. Nach dem Öffnen zügig verbrauchen.

ANWENDUNG: Als Tagescreme wirkt die Creme pflegend, glättet die Haut und lässt bei regelmäßiger Anwendung hervortretende Äderchen und Tränensäcke verschwinden. Regt das körpereigene Reinigungssystem, den Lymphfluss, an.

400–450 ml		20 Min. + 3 Wochen Ziehzeit	15 Min.

Nervenschmerz-Tinktur

bei Nervenschmerzen und Borreliose

10 g Kardenwurzel, 10 g Fenchel (bitter), 10 g Weidenrinde, 10 g Schafgarbenblüten, 5 g einjähriger Beifuß (Artemisia annua), 5 g Melissenblätter, 150 ml kochendes Wasser, 300 ml Wodka, evtl. etwas mehr

AUSSERDEM:
0,5-l-Einmachglas

- Jeweils die Hälfte der Kräuter in den Mixtopf geben, mit kochendem Wasser übergießen und **15 Min./Stufe 1,5** ziehen lassen.
- Dann alles in ein Einmachglas umfüllen. Die restlichen Kräuter zugeben, mit Wodka übergießen, Glas schließen und 2–3 Wochen auf der Fensterbank stehen lassen. Wenn möglich, einmal täglich durchschütteln.
- Wenn die Wurzeln die Flüssigkeit aufsaugen sollten, etwas Wodka nachgießen, sodass die Kräuter immer mindestens daumenbreit bedeckt sind.
- Nach der Ziehzeit durch ein Sieb abseihen, in eine Flasche oder Einmachglas abfüllen und etikettieren.

HALTBARKEIT: mind. 1½ Jahre

ANWENDUNG: Besonders wirksam bei Nervenschmerzen, die durch eine chronische Borreliose hervorgerufen werden. Aber auch bei anders bedingten Nervenschmerzen wie Nervenerkrankungen und Polyneuropathien kann die Tinktur hilfreich sein. Wirkt schmerzstillend, antiviral und -bakteriell, beruhigend und blutreinigend. Davon 3-mal täglich 10–30 Tropfen in ein wenig Wasser einnehmen.
Da die Herstellung der Tinktur etwas dauert, empfehle ich für die Wartezeit einen Tee. Dafür 3-mal täglich 1 TL mit 200 ml kochendem Wasser aufgießen, zugedeckt 10 Min. ziehen lassen und trinken.

Rosskastanien-tinktur

400–500 ml | Schwierigkeit: 1 | 5 Min. + max. 21 Tage Ziehzeit

bei geschwollenen Beinen

20 frische Rosskastanien (ca. 200 g), 500 g Wodka oder Doppelkorn

AUSSERDEM:

1-l-Einmachglas, 0,5-l-Flasche

- Kastanien gründlich waschen und säubern. Mit Wodka oder Doppelkorn im Mixtopf **30 Sek./Stufe 8** zu einer glatten Masse verrühren.
- In ein steriles Einmachglas füllen. 10–21 Tage auf der Fensterbank stehen lassen. Am besten einmal täglich schütteln.
- Vor dem Gebrauch durch ein mit einem Passiertuch ausgelegtes Sieb abseihen.

HALTBARKEIT: mind. 2 Jahre

ANWENDUNG: Die Tinktur ist nicht zur inneren Anwendung geeignet. Sie kann in Cremes oder Gelen weiterverarbeitet werden, ist aber auch pur verwendbar. Dazu 2-mal täglich die betroffenen Körperstellen einreiben. Vor allem im Sommer hat die Tinktur bei geschwollenen Beinen einen kühlenden und wohltuend abschwellenden Effekt.

Tipp: Wenn Sie getrocknete Kastanien verwenden wollen, sollten Sie diese zunächst mit 200 g Wasser einen Tag quellen lassen.

Rosskastaniengel

400–500 ml | Schwierigkeit: 2 | 10 Min. + 1 Std. Abkühlzeit | 1 Std. 7 Min.

bei Krampfadern

150 g Wasser, 5 g Agar-Agar, 150 g Rosskastanientinktur (Seite 93), 30 g Olivenöl, 40 Tr. äth. Lavendelöl

AUSSERDEM:

300-ml-Lotionsflasche oder -Glas

- Wasser und Agar-Agar im Mixtopf **6 Min./100 Grad/Stufe 3** kochen. Bei Klümpchenbildung **10 Sek./Stufe 10** mixen.
- Rosskastanientinktur hinzufügen und **10 Sek./Stufe 4** verrühren. 1 Std. abkühlen lassen, bis die Masse geliert.
- Öle hinzufügen und **10 Sek./Stufe 4** mixen. In eine Lotionsflasche oder ein Glas abfüllen.

HALTBARKEIT: mind. 6 Monate

ANWENDUNG: Wie bei der Rosskastanientinktur. Die Wirkung wird durch den Lavendel verstärkt. Dieser wirkt zudem beruhigend und blutverflüssigend. Durch die gelartige Konsistenz können die Komponenten länger an Ort und Stelle haften und wirken. 2-mal täglich auf Krampfadern, Besenreiser und Ödeme auftragen. Mindestens 6 Wochen konsequent anwenden.

Tipp: Bei Klümpchenbildung die Mixstufe erhöhen und bei Bedarf etwas mehr Öl hinzugeben, damit sich eine glatte gelartige Masse bildet.

Verdauungs- und Hormonsystem, Urogenitaltrakt

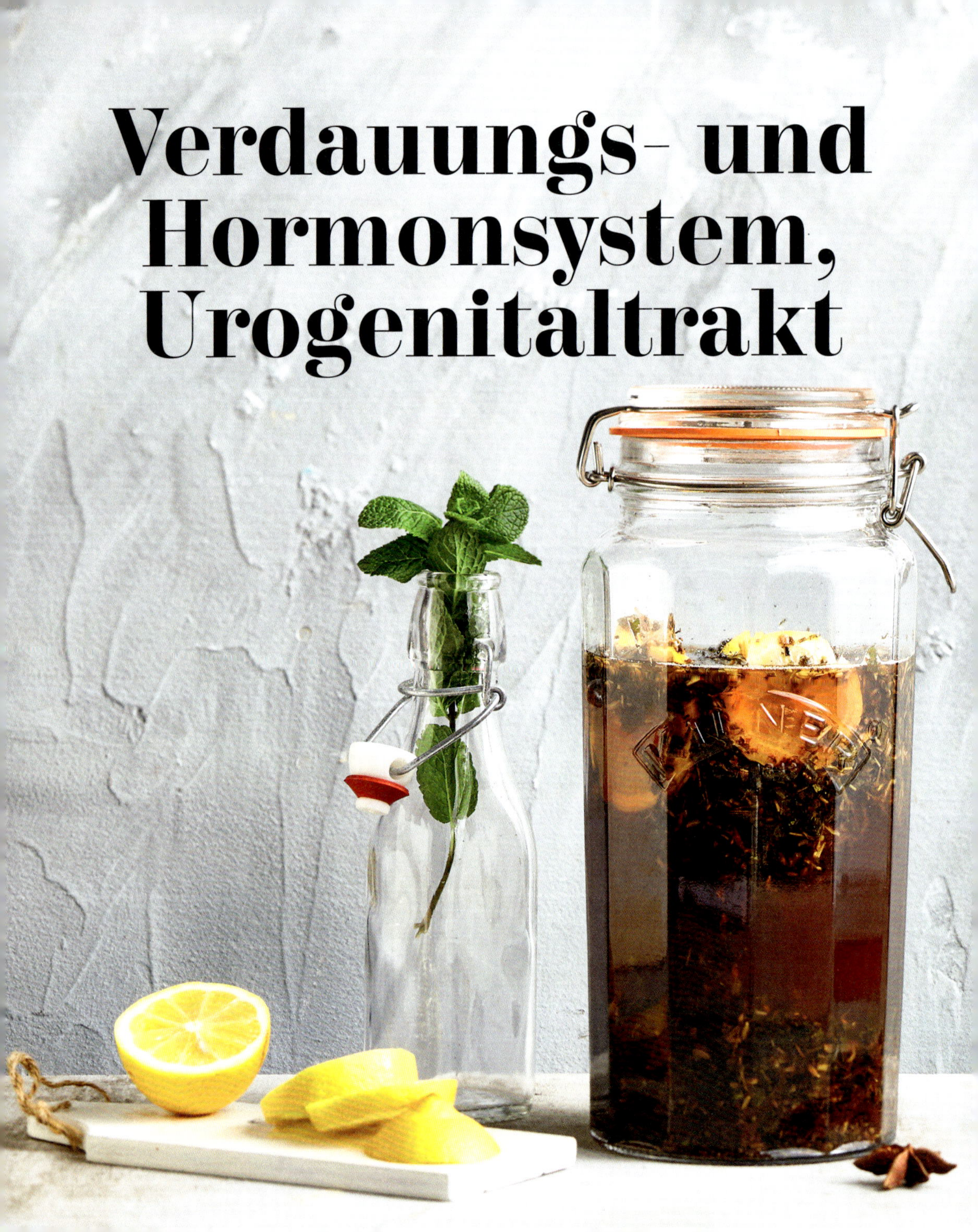

Magen-bitter

1 l | Schwierigkeit: einfach | 25 Min. + max. 10 Tage Ziehzeit | 20 Min.

zur besseren Verdauung

300 g Rohrzucker, 300 g Wasser, je 10 g Fenchelsamen, Anis, Eisenkraut (optional Zitronenverbene), je 5 g Löwenzahnkraut, Pfefferminzblätter, Melissenblätter, Ingwerwurzel, Mutterkraut, Ceylon-Zimt, 1 Bio-Zitrone, 0,75 l Doppelkorn

AUSSERDEM:

2-l-Einmachglas, 1-l-Flasche

- Zucker mit Wasser im Mixtopf **5 Min./100 Grad/ Stufe 1,5** auflösen. Samen, Kräuter und Gewürze zugeben und **15 Min./Stufe 1,5** ziehen lassen. Zitrone in Scheiben schneiden und ins Einmachglas geben.
- Doppelkorn zum Zuckersud geben und **30 Sek./ Stufe 5** vermischen. In das Glas füllen, schließen und 3–10 Tage ziehen lassen. Durch ein Sieb mit Passiertuch filtern und in eine Flasche füllen.

HALTBARKEIT: mind. 2 Jahre.

ANWENDUNG: 1 Likörgläschen regt vor dem Essen die Verdauung an, kann aber auch nach dem Essen eingenommen werden. Die Wirkung ist dann aber abgeschwächt. Ganz ohne Zucker und gut eingespeichelt können die Bitterstoffe ihre Wirkung am besten entfalten, doch mit Zucker schmeckt es besser.

Tipp: Schmeckt schon nach 3 Tagen, ist aber nach 10 Tagen wirksamer.

Entgiftungstinktur

500 ml | 15 Min. + Extrakt + Urtinktur

für Leber, Galle und Niere

10 g Löwenzahnwurzel mit Kraut, je 5 g Goldrute, Mariendistelkraut, Rautenkraut, Birkenblätter, Steinkleekraut, Schafgarbenkraut, Erdrauchkraut, Kurkuma, 100 ml heißes Wasser, 450 g Wodka oder Doppelkorn

- Kräuter mit heißem Wasser im Mixtopf **15 Min./Stufe 1,5** ziehen lassen. Dann der Anleitung für Frischpflanzenextrakt (Seite 16) und daraus hergestellter Urtinktur (Seite 17) folgen.

HALTBARKEIT: mind. 1½ Jahre

ANWENDUNG: Zur Blutreinigung sowie zur Therapie von Gicht und rheumatischen Erkrankungen. 3- bis 4-mal täglich 10–30 Tropfen vor dem Essen in wenig Wasser einnehmen. Trinken Sie viel Wasser. **Achtung!** Nicht vor Operationen einnehmen, enthält blutverdünnende Kräuter.

Chinesisches Vier-Winde-Salz

200 g | 2 Min.

gegen Blähungen

25 g Fenchelsamen, 25 g Anissamen, 25 g Kümmel, 25 g Koriandersamen, 100 g Meersalz
AUSSERDEM:
200-ml-Einmachglas

- Alle Zutaten in den Mixtopf geben und **1 Min./Stufe 10** mahlen.
- In ein Einmachglas füllen und verschließen.

HALTBARKEIT: trocken gelagert mind. 2 Jahre

ANWENDUNG: 3-mal täglich 1 Msp. auf das Brot oder eine andere Speise streuen oder zum Würzen schwer verdaulicher Speisen verwenden. Stillende Mütter können durch die regelmäßige Einnahme die Blähungen ihrer Säuglinge mindern.

Walnussblätter-Ölauszug

500 ml | 2 Min. + 3 Wochen Ziehzeit

gegen Parasiten

100 g frische Walnussblätter (im Frühjahr bis Sommer gesammelt), 10 Gewürznelken, 500 g Olivenöl
AUSSERDEM:
1-l-Einmachglas, 0,5-l-Flasche

- Blätter grob zerkleinern und mit Nelken im Mixtopf **5 Sek./Stufe 8** zerkleinern. Öl zugeben und **10 Sek./Stufe 5** verrühren.
- In das Glas füllen, verschließen und 3 Wochen auf der sonnigen Fensterbank ziehen lassen.
- Durch ein mit einem Passiertuch ausgelegtes Sieb seihen und in eine Flasche füllen.

HALTBARKEIT: mind. 1 Jahr

ANWENDUNG: Äußerlich: Wehrt Parasiten, Läuse und Mücken ab, wirkt leicht entzündungshemmend und wundheilend. Innerlich bei Darmparasiten oder Magen-Darm-Entzündungen 3-mal täglich 1 TL zu den Mahlzeiten einnehmen.

750 ml		16 Min.	13 Min.

Ingwersirup

gegen Übelkeit

100 g frischer Ingwer, 2 Bio-Zitronen, 5 g getrocknetes Beifußkraut, 2 TL Zimt, 5 g Galgantwurzelpulver, 500 g Wasser, 2 TL Vitamin-C-Pulver, 500 g Honig, 4 Tr. äth. Pfefferminzöl

AUSSERDEM:
750-ml-Einmachglas

- Ingwer schälen, in Scheiben schneiden und im Mixtopf **3 Sek./Stufe 5** hacken. Zitronen halbieren und auspressen. Beifußkraut, Zimt, Galgant, Wasser und Zitronenschalen in den Mixtopf geben und **10 Min./90 Grad/Stufe 2** kochen. Kräuter **20 Sek./Stufe 8** pürieren (vorher die Zitronenschalen herausfischen), evtl. noch etwas Wasser zugeben (Ingwer und Galgant können sehr viel Wasser aufnehmen). Den Sud durch das mit einem Passiertuch ausgelegte Sieb abseihen und ausdrücken. Vorsicht, heiß!
- Mixtopf reinigen und den aufgefangenen Sud (150–200 g) mit dem Honig hineingeben. **3 Min./70 Grad/Stufe 2** vermischen, währenddessen Pfefferminzöl, Vitamin C und Zitronensaft durch die Deckelöffnung hinzugeben. Vorsicht – lieber weniger hineintropfen, Pfefferminzöl ist unglaublich intensiv!
- Den Sirup in das Einmachglas füllen und verschließen.

HALTBARKEIT: kühl aufbewahrt mind. 1 Jahr

ANWENDUNG: Sowohl bei verdorbenem Magen als auch bei Übelkeit durch Infekte oder Schwangerschaft hilfreich. Pfefferminzöl betäubt die Magenschleimhaut, was Übelkeit mildert. Ingwer, Galgant und Zimt erwärmen, fördern die Durchblutung und bekämpfen Bakterien und Viren. Im Akutfall einmal stündlich 1 TL einnehmen, bei Schwangerschaftsübelkeit maximal 2- bis 3-mal täglich. Sprechen Sie darüber mit Ihrem Arzt oder Ihrer Hebamme.

Ätherische Öle

SIE SIND STARK WIRKSAM, ABER FLÜCHTIG – WIE SIE DIE HEILKRAFT NATÜRLICHER DÜFTE NUTZEN UND WAS ES DABEI ZU BEACHTEN GIBT.

Ein ätherisches Öl ist im Wesentlichen ein »Auszug« einer Pflanze, der aber nicht durch Einlegen oder Extraktion, sondern durch Destillation oder Pressen gewonnen wird. Die Aromatherapie beruht als Teilbereich der Phytotherapie ebenso wie diese auf langjähriger, weltweiter Erfahrung und wissenschaftlichen Untersuchungen. Die Öle wirken auf zweierlei Weise: sowohl ganzheitlich über die Aufnahme über Haut und Schleimhaut ins Blut, wo sie körperlich wirksam werden, als auch über den Geruchssinn, wodurch sie unser Nervensystem beeinflussen.

In ätherischen Ölen versammeln sich alle sonst flüchtigen Stoffe eines Krautes, daher kann seine Wirkung völlig anders ausfallen als die eines Tees. Eisenkrauttee beispielsweise sollte nicht in hohen Dosen während der Schwangerschaft getrunken werden, da er gebärmutterkontraktionsanregendes Verbenalin enthält. Dieser Stoff kommt aber nicht im ätherischen Öl vor und kann gefahrlos während der Schwangerschaft zu Stabilisierung und Stärkung der Kräfte eingesetzt werden.

Seien Sie sich aber bewusst, dass die flüchtigen Stoffe in einem Tropfen ätherischen Öls 20- bis 40-mal stärker vertreten sind als in einer Tasse Tee. Die Öle sind stark wirksam, dosieren Sie daher vorsichtig. Die Wirkungen der unterschiedlich hergestellten Auszüge einer Pflanze sind nicht immer unmittelbar miteinander vergleichbar. Durch unterschiedliche Herstellungsverfahren macht man sich die verschiedenen Wirkstoffebenen ein und derselben Pflanze zunutze.

Übrigens: Achten Sie bei der Herstellung Ihrer Naturmedizin im Thermomix darauf, die ätherischen Öle erst zuzugeben, wenn die Mixtur auf 50 Grad abgekühlt ist. Bei höheren Temperaturen würden die wertvollen Öle zu schnell verdampfen und Ihre Wirkung wäre damit zum Teil verloren.

WICHTIG!

Kindgerecht

DIE DOSIERUNGEN ÄTHERISCHER ÖLE HABE ICH DEN STANDARDWERKEN FOLGEND FESTGELEGT UND SELBST GETESTET, DIE CHEMOTYPEN NACH MÖGLICHKEIT KINDGERECHT GEWÄHLT. LASSEN SIE FÜR KINDER IM ZWEIFEL DIE ÄTHERISCHEN ÖLE KOMPLETT WEG ODER INFORMIEREN SIE SICH, WELCHER CHEMOTYP KINDGERECHT IST. NEHMEN SIE GRUNDSÄTZLICH NUR 1/3 DER MENGE.

Naturrein

Ich verwende ausschließlich naturreine, also unveränderte aus natürlichem Ursprung entstandene ätherische Öle, am besten in Bio-Qualität. Diese auch genuin genannten ätherischen Öle werden durch schonende Verfahren aus Pflanzen gewonnen. Je authentischer, desto heilsamer und verträglicher ist das Öl.

+ FÜR DIE HAUSAPOTHEKE

Immortelle: *Prellungen, Verletzungen, Durchblutungsstörungen, Erkältung, Lymphstau, Vernarbungen, Akne, Cellulite;* **Karottensamenöl:** *Hautprobleme;* **Latschenkiefer:** *Erkältung, chronische Schmerzerkrankungen;* **Lavendel fein:** *Erkältungen, Kinderkrankheiten, Entzündungen, Schmerzen, Insektenabwehr, Fußschweiß, Verletzungen, Brandwunden, depressive Zustände;* **Pfefferminze:** *Erkältung, Migräne, Verletzungen, Verbrennungen, Antriebslosigkeit, (Schwangerschafts-)Übelkeit;* **Rose Absolue:** *depressive Verstimmungen, Schmerzen, stark stimmungsaufhellend;* **Rosenholz:** *Infektionen;* **Thymian Linalool:** *antibakteriell, antiviral, antimykotisch;* **Tonka:** *Schmerzen und depressive Unruhezustände, Tinnitus, schenkt wohlige Geborgenheit;* **Zeder:** *sehr stark antiparasitär, entzündungshemmend, schleimlösend, antiallerigisch;* **Zitrone:** *stimmungsaufhellend, erfrischend, antibakteriell.*

Aromabad

duftet selbst gemacht viel schöner und individueller als ein gekauftes. 5–12 Tropfen ätherisches Öl oder Ölmischung reichen für ein Vollbad. Damit es nicht obenaufschwimmt, geben Sie es in einen Emulgator wie Sahne, Milch, Salz oder Honig. Bei empfindlicher Haut keine Zitrusöle verwenden.

Faustregel: *1 ml (ca. 20 Tropfen) ätherisches Öl auf 100 ml Trägeröl = physiologische Dosierung (0,5–1-prozentige ätherische Ölmischung)*

1–2 Tropfen

... ROSENHOLZÖL IN ETWAS SALZWASSER BEI HALSSCHMERZEN GURGELN.

... TONKAÖL BEI TINNITUS HINTER DAS BETROFFENE OHR REIBEN.

... ZEDERNÖL BEI STARKEM HEUSCHNUPFENANFALL AUF WÜRFELZUCKER LUTSCHEN.

... LAVENDELÖL FEIN BEI VERBRENNUNGEN AUFTRAGEN.

500–600 ml		1 St. 40 Min. + 3 Tage Ziehzeit	1 Std. 35 Min.

Löwenzahn-honig

zur Entgiftung und Leberunterstützung

frisch in der Mittagssonne gepflückte trockene Löwenzahnblüten (Menge bis zur 1-l-Markierung im Mixtopf), 500 g Wasser, 2 Bio-Zitronen, 500 g Rohrzucker, 1 Pck. Vanillezucker oder 1 TL Vanilleextrakt (Seite 84)

AUSSERDEM:

0,75-l-Flasche

- Löwenzahnblüten bis zur 1-l-Markierung in den Mixtopf füllen, Wasser zugeben und **5 Min./100 Grad/Stufe 1** kochen.
- Währenddessen aus 1 Zitrone den Saft auspressen, 1 Zitrone in Scheiben schneiden und beides in einen Topf mit Deckel geben. Den heißen Sud mit den Blüten ebenfalls in den Topf umfüllen. Deckel aufsetzen und 2–3 Tage an einem dunklen, kühlen Ort ziehen lassen.
- Sud durch den mit Küchenpapier ausgelegten Gareinsatz in den Mixtopf gießen und etwas ausdrücken. Gareinsatz entfernen.
- Flüssigkeit wieder auf 500 ml auffüllen. Zucker und Vanillezucker oder -extrakt hinzugeben und **60 Min./Varoma/Stufe 1** ohne Messbecher einkochen lassen. Wenn der Sirup noch nicht zäh genug ist, weitere **30 Min./Varoma/Stufe 1** kochen.
- In sterile Gläser oder Flaschen abfüllen und etikettieren.

HALTBARKEIT: mind. 6 Monate–1 Jahr

ANWENDUNG: Löwenzahn wirkt entschlackend und blutreinigend, stärkt aber auch den Verdauungs- und Ausscheidungsapparat. Auch bei mildem Husten und schlechtem Schlaf kann 1 TL Honig, beispielsweise in Milch aufgelöst, Wunder wirken. Oder verwenden Sie den Honig täglich in der Küche, zum Beispiel als Ahornsirupersatz über Apfelpfannkuchen. Superlecker! Als Kur: Über einen Zeitraum von 4 Wochen 1 EL 3-mal aufnehmen, beispielsweise in einem Glas Apfelsaft.

Hämorrhoiden-tinktur

500 ml | 2 Std. 1 Min. | 2 Std.

bei Hämorrhoiden

2 EL Hamamelisrinde, je 1 EL Weidenrinde, Kamille, Königskerze, Zistrosenkraut, Schafgarbe und Lavendel, 400 g Wasser, 100 g Ethanol 96%, 10 g Glycerin

AUSSERDEM:

0,5-l-Einmachglas

- Einen warmen Tinkturauszug (Seite 17) mit den genannten Mengenangaben und 400 g Wasser herstellen. Das Glycerin zusammen mit dem Ethanol hinzugeben.

HALTBARKEIT: mind. 1½ Jahre

ANWENDUNG: Hamamelisrinde (Zaubernuss) ist bekannt zur Behandlung von Hämorrhoiden. Auch die anderen Kräuter beruhigen, schützen, desinfizieren und pflegen Venen und Haut. Die Tinktur ist Basis zur Weiterverarbeitung der Hämorrhoidensalbe (Seite 101).

Tipp: 25 ml Tinktur mit 25 ml ionisiertem Wasser und 5 Tr. äth. Lavendelöl in eine Flasche mit Sprühaufsatz füllen. Nach jedem Toilettengang den Analbereich vorsichtig waschen, 2 Hübe des Sprays aufsprühen und mit Heilwolle bedecken. Rosskastanientinktur im Spray verstärkt die zusammenziehende Wirkung auf die Gefäße. Die Tinktur kann an offenen Hautstellen etwas brennen.

80 ml | 8 Min. | 5 Min.

Hämorrhoidensalbe

bei Hämorrhoiden

20 g Mandelöl, 10 g Traubenkernöl, 10 g Tegomuls, 4 g Bienenwachs, 60 g Hämorrhoidentinktur, 40 g destilliertes Wasser, 40 Tr. äth. Weihrauchöl, 10 Stk. Schüßler-Salz Nr. 1, 6 g Kakaobutter

AUSSERDEM:

4 40-ml-Einmachgläschen

- Öl, Tegomuls und Bienenwachs im Mixtopf **2,5 Min./90 Grad/Stufe 1,5** schmelzen. Hämorrhoidentinktur, destilliertes Wasser, Weihrauchöl und Schüßler-Salz in einem Glas vermischen.
- Thermomix auf 60 Grad abkühlen lassen, Kakaobutter darin **1,5 Min./60 Grad/Stufe 1** schmelzen.
- Kakaobutter **2 Min./60 Grad/Stufe 1** wärmen, durch die Deckelöffnung die Tinkturmischung zugeben. Die noch flüssige Creme zurück in das Glas füllen, Glas ins kalte Wasserbad stellen und Masse mit dem Löffelstiel cremig rühren. Abfüllen.

HALTBARKEIT: gut gekühlt mind. 6 Monate

ANWENDUNG: Bei Wunden, Fissuren und Thrombosen im Analbereich. Wirkt auch gut als herkömmliche Wundheilsalbe. 1- bis 2-mal täglich auf den betroffenen Bereich auftragen und mit Heilwolle oder einer Kompresse bedecken. Zuvor gründlich mit lauwarmem Wasser ohne Seife reinigen.

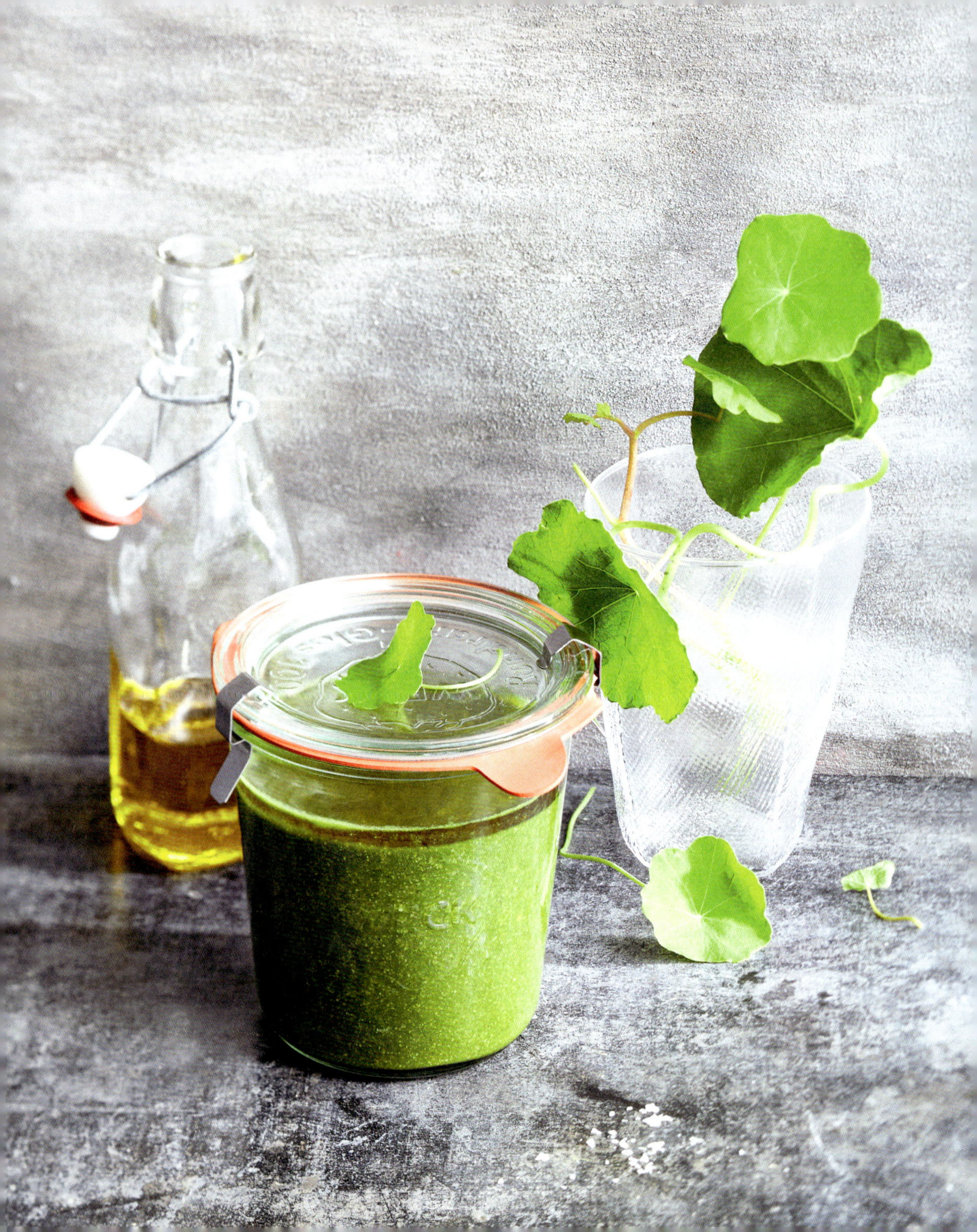

14 Tagesport. | 6 Min. | 5 Min.

Durchspülungs-Therapie

bei Nierengrieß

30 g Goldruten, 30 g Liebstöckelwurzel, 20 g Brennnesselblätter
AUSSERDEM:
0,5-l-Einmachglas

- Alles im Mixtopf **1 Min./Stufe 10** pulverisieren, in ein Einmachglas umfüllen und etikettieren.

HALTBARKEIT: etwa 14 Tage

ANWENDUNG: Zur Vorbeugung oder Behandlung von Nierengrieß. Die ableitenden Harnwege müssen gut durchgespült werden, daher zusätzlich täglich noch mindestens 2 l Wasser trinken. Bei Abgang eines Steins und dadurch entstehende Schmerzen sollten Sie die Maßnahme mit Ihrem Arzt besprechen. Für eine Tagesration 5 g des Pulvers in den Mixtopf geben, 800 g Wasser auffüllen und **5 Min./100 Grad/ Stufe 2** mit eingesetztem Messbecher kochen. Den Sud ungefiltert in eine Thermoskanne füllen und über den Tag verteilt trinken.
Achtung! Nicht anwenden bei Ödemen durch schwere Herz- und Niereninsuffizienz!

◂ *Kapuzinerkressenpesto*

Kapuzinerkressenpesto

400–500 ml | 5 Min.

bei Blasenentzündung

150 g frische Kapuzinerkresse (Blüten, Blätter, Knospen, Samen), 150 g Apfelessig, 40 g gelbe Senfkörner, 20 g Olivenöl, 200 g Honig
AUSSERDEM:
0,5-l-Einmachglas

- Kresse waschen, abtropfen lassen und im Mixtopf **intervallartig mit der Turbostufe** pürieren. Zwischendurch mit dem Spatel nach unten schieben.
- Essig und Senfkörner zugeben und **30 Sek./ Stufe 10** pürieren. Nach unten und schieben und nochmals pürieren. Öl und Honig hinzugeben und **20 Sek./Stufe 3** vermischen. In das Glas füllen.

HALTBARKEIT: gekühlt mind. 6 Monate. Nach dem Entnehmen jeweils eine dünne Schicht Olivenöl auffüllen.

ANWENDUNG: Wirkt antiviral und antibakteriell, besonders bei bakteriellen Infekten der Blase und der oberen Atemwege. Bei einer akuten Blasenentzündung oder Erkältung 4- bis 5-mal täglich ½–1 TL auf Brot essen.
Achtung! Das Pesto ist für Menschen mit empfindlichem Magen eventuell zu scharf. Milder wird es, wenn Sie es unter Joghurt oder Quark mischen oder als Würze in Salatsauce, Suppen, Saucen oder Kräuterquark geben.

180 ml		*5 Min.*	*3 Min.*

Babybauch-Fettlotion

gegen Schwangerschaftsstreifen

90 g Mandelöl, 30 g Wildrosenöl, 5 g Emulsan, 5 g Sheabutter, 4 g Vitamin E, 1 g Sanddornöl, 20 Tr. äth. Rosenöl, 20 Tr. äth. Zedernöl, 10 Tr. äth. Lavendelöl, 40 g destilliertes Wasser

AUSSERDEM:

200-ml-Pumpspender oder Lotionflasche

- Mandelöl, Wildrosenöl und Emulsan im Mixtopf **1,5 Min./90 Grad/ Stufe 1** schmelzen.
- Mixtopf auf 50 Grad abkühlen lassen. Sheabutter hineingeben und **1,5 Min./50 Grad/Stufe 1** schmelzen. Vitamin E, Sanddornöl und ätherische Öle hinzugeben und **5 Sek./Stufe 3** verrühren.
- Destilliertes Wasser durch die Deckelöffnung geben und **20 Sek./ Stufe 4** zu einer Lotion emulgieren. Abfüllen.

HALTBARKEIT: kühl gelagert mind. 6 Monate

ANWENDUNG: Wirkt entspannend, beruhigend und hautstärkend. Möglichst früh mit regelmäßigen sanften Massagen von Bauch, Brust und Oberschenkeln beginnen, dann kann die Lotion Schwangerschaftsstreifen, Bindegewebsrissen und Muskelrissen vorbeugen. Die gefährdeten Stellen 2-mal täglich sanft im Urzeigersinn massieren.

Tipp: Zum Wasser können Sie 20 Tr. Bach-Blütenessenz mischen, z. B. Cherry Plum für Ausgeglichenheit oder Rescue-Remedy bei Ängsten. Zur Stabilisierung des Bindegewebes eignen sich die Schüßler-Salze Nr. 1 und Nr. 11, jeweils 5 Tabletten.

Holunderbalsam

100 ml		1 Std. 50 Min.	1 Std. 45 Min.

zur Stärkung der Libido

50 g Kokos- oder Palmöl, 50 g Rapsöl plus evtl. etwas mehr, 10 g Bienenwachs, 1 große Handvoll getrocknete Holunderblüten (5–10 g), 2 TL Honig, je 20 Tr. äth. Wacholderöl, äth. Manukaöl, äth. marokkanisches Kamillenöl, je 5 Tr. äth. rotes Mandarinenöl, äth. Vetiveröl

- Fett, Öl, Wachs und Holunderblüten im Mixtopf **15 Min./90 Grad/Stufe 1** erhitzen. 30 Min. abkühlen lassen, dann Erhitzen und Abkühlen wiederholen.
- Zum Prüfen der Konsistenz einen Metalllöffel in den Sud tauchen und abkühlen lassen. Ist der Balsam zu fest, noch etwas Rapsöl, ist es zu flüssig, noch etwas Bienenwachs zugeben.
- Kräuter ein drittes Mal **15 Min./90 Grad/Stufe 1** erhitzen und durch ein mit einlagigem Küchenpapier ausgelegtes Sieb filtern. Vor dem Stocken ätherische Öle und Honig unterrühren. Zügig abfüllen.

HALTBARKEIT: mind. 1 Jahr

ANWENDUNG: Holunder erwärmt und die Öle stimulieren die Sexualhormonproduktion. Bei Frauen wirkt der Balsam zwischen dem 10. und 17. Zyklustag auf den Unterleib aufgetragen eizellreifungs- und eisprungfördernd. Der Duft hat eine anregende und stabilisierende Wirkung auf die männlichen Samenzellen.

500 ml		mind. 7 Tage

Bärlauchessenz

zur inneren Reinigung

100 g frischer Bärlauch, 500 g Wodka
AUSSERDEM:
0,5-l-Einmachglas, 100-ml-Tropfflasche

- Aus den Zutaten einen Frischpflanzenextrakt (Seite 16) und die daraus folgende Urtinktur (Seite 17) herstellen.
- 100 ml des Frischpflanzenextrakts durch einen Kaffeefilter geben, den Rest als Urtinktur ansetzen. Das Filtrat in die Tropfflasche füllen. So haben Sie genügend Vorrat, um die 14 Tage zu überbrücken, bis die Urtinktur fertig ist.

HALTBARKEIT: mind. 1½ Jahre

ANWENDUNG: Bärlauch wirkt stärkend auf Stoffwechsel und Verdauung, daher wird er gerne im Frühjahr begleitend zu einer Reinigungskur eingesetzt. Auch bei der Schwermetallausleitung (Amalgamausleitung) wendet man ihn wegen seiner anregenden Eigenschaften auf Verdauungsenzyme, die Schwermetalle binden, an – meist in Kombination mit Chlorella- und Koriander-Präparaten, die zusätzlich einen besseren Abbau von Giften gewährleisten. 3- bis 4-mal täglich 20–25 Tropfen einnehmen.

Grünes Kraftpaket

ca. 35 Stück | 30 Min. | 22 Min.

für den reifen Mann

40 g getrocknete Brennnesselblätter, 350 g Kürbiskerne, 150 g Trockenobst (z. B. Aprikosen, Datteln, Feigen, Rosinen), 55 g Chia-Samen, 1–2 reife Bananen, 170 g Wasser, 1 TL Zimt, 150 g Honig, 300 g Haferflocken, 50 g Kürbiskernöl

- Brennnesselblätter im Mixtopf **1 Min./Stufe 10** pulverisieren, in ein Schälchen umfüllen. Dabei etwas Küchenpapier über den Messbecher legen und vor dem Öffnen 1 Min. warten, damit sich der Staub legt.
- 250 g Kürbiskerne im Mixtopf **10 Sek./Stufe 5** hacken, in ein Schälchen umfüllen.
- Trockenobst **15 Sek./Stufe 5** hacken, zu den Kürbiskernen geben.
- Chia-Samen **15 Sek./Stufe 10** mahlen. Geschälte Banane zugeben und **5 Sek./Stufe 4** pürieren. Wasser und Zimt dazugeben, **1 Min./Stufe 3** verrühren. Brennnesselpulver und Honig zugeben und **1 Min./Knet- bzw. Teigstufe** kneten.
- Haferflocken, gehackte und ganze Kürbiskerne und das Kürbiskernöl hinzugeben und **5 Min./Knet- bzw. Teigstufe** kneten.
- Masse auf einem mit Backpapier belegten Backblech mit angefeuchteten Fingern zu einer glatten Fläche drücken. Im Backofen 18–20 Min. bei 175 Grad Umluft backen. Aus dem Ofen nehmen und sofort in ca. 35 Riegel schneiden. Abkühlen lassen und in einer Dose aufbewahren.

HALTBARKEIT: in einer luftdichten Dose mit Backpapier getrennt ca. 1 Monat

ANWENDUNG: 1 Riegel pro Tag hilft, eine vergrößerte Prostata und damit verbundene Miktionsbeschwerden zu verbessern. Auch Frauen können den Riegel zur Blasenstärkung nehmen. Er enthält sehr viel Magnesium und ist damit auch ein guter Powerriegel für Sportler. Da die Brennnessel Flüssigkeitsausscheidung und Stoffwechsel stark anregt, versäumen Sie nicht, genügend Wasser zu trinken.

Tipp: Mit Zartbitterschokolade überziehen!

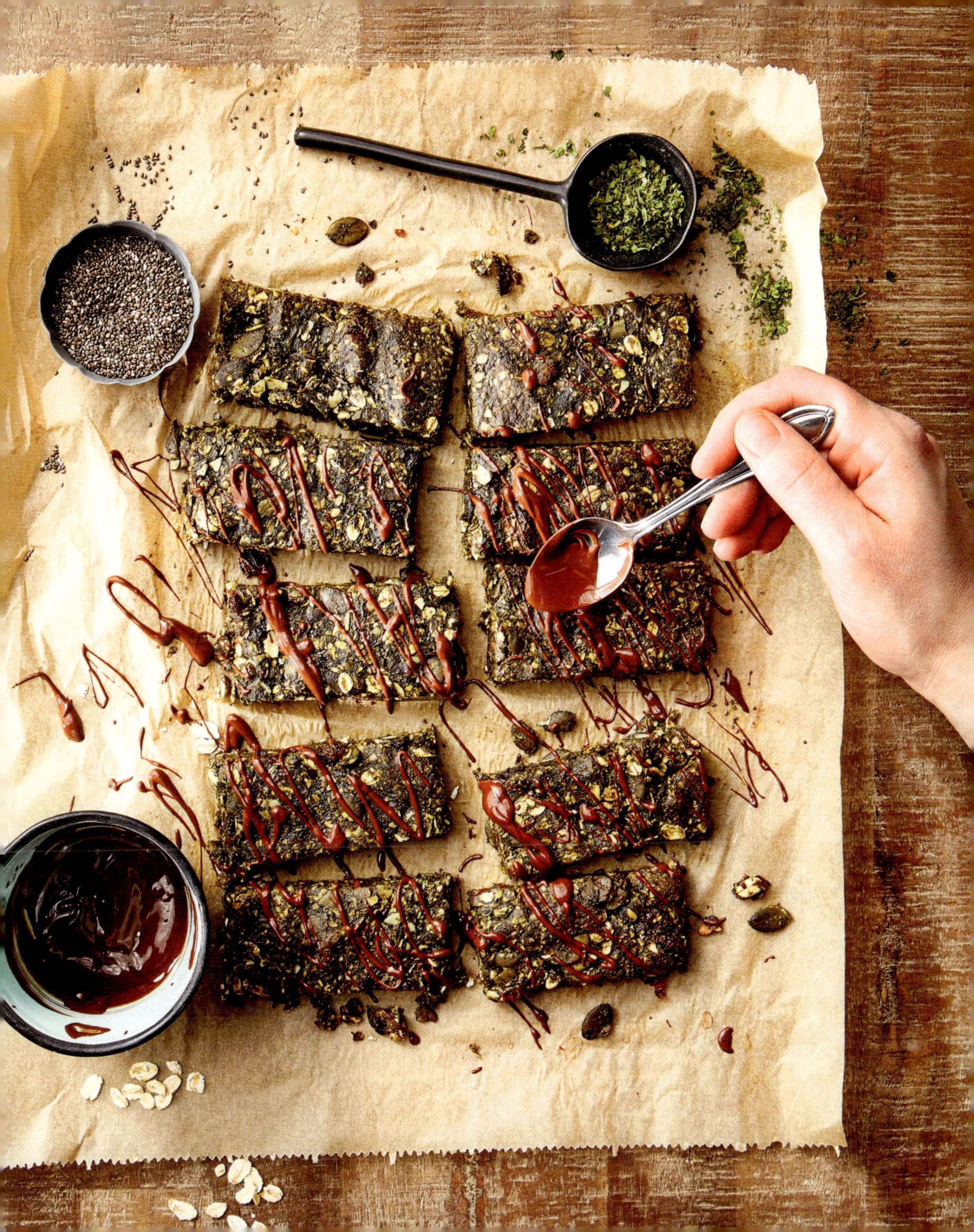

2 l | | 20 Min.

Hildegard-Hirschzungenfarnwein

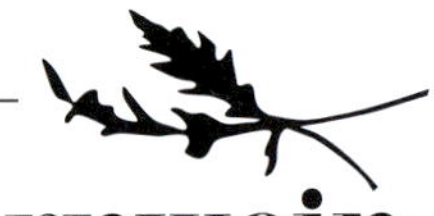

bei Hormon-Regulationsstörungen

45 g Ceylon-Zimt, 20 g Hirschzungenfarn, 10 g Langpfeffer, 2 l Bio-Weißwein (mit Schraubverschluss), 200 g flüssiger Honig, 1 Schuss Wodka oder Doppelkorn (optional)

- Zimt, Hirschzungenfarn und Langpfeffer im Mixtopf **10 Sek./Stufe 6** zerkleinern.
- Weißwein zugeben und **10 Min./100 Grad/Stufe 2** mit eingesetztem Messbecher kochen.
- Durch ein Sieb abgießen, den Mixtopf von Kräuterresten befreien, Wein mit dem Honig in den Thermomix geben und **2 Min./50 Grad/Stufe 2** vermischen. Nach Belieben 1 Schuss Wodka oder Doppelkorn dazugeben, das verlängert die Haltbarkeit.
- Den Wein zurück in die Weinflasche füllen, verschließen und im Kühlschrank kalt stellen.

HALTBARKEIT: verschlossen und ungeöffnet mind 6 Monate. Nach dem Öffnen zügig verbrauchen.

ANWENDUNG: Bei Hormon-Regulationsstörungen (Wechseljahre, Menstruationsbeschwerden), chronischem Asthma und Husten und zur Verbesserung des Leberstoffwechsels. Dazu kurmäßig über 6 Wochen vor und nach dem Essen ein Likörgläschen (2 cl) trinken.

Tipp: Wer keinen Alkohol trinken möchte, kann statt Wein auch Apfel- oder Traubensaft verwenden. Dann ist die Haltbarkeit allerdings eingeschränkt.
Achtung! Hirschzungenfarn steht unter Naturschutz, daher nicht selbst sammeln! Man kann eine fertige Gewürzmischung unter dem Namen »Hirschzungengewürz nach Hildegard« bestellen.

Mutterkraut-Balsam

50 ml | 1 Std. 55 Min. | 1 Std. 50 Min.

bei Bauchkrämpfen

FÜR DEN ÖLAUSZUG:
15 g Mutterkraut, 5 g Kamillenblüten, 40 g heißes Wasser, 200 g Olivenöl, 20 g Lanolin
FÜR DEN BALSAM:
40 g Ölauszug, 10 g Hagebuttenkernöl, 5 g Bienenwachs, 4 Tr. äth. Grapefruitöl, 3 Tr. äth. Zimtöl, je 2 Tr. äth. Rosenöl, äth. Lavendelöl fein, äth. Zedernöl
AUSSERDEM:
200-ml-Flasche, Einmachglas

- Mutterkraut und Kamille einwiegen und mit heißem Wasser übergießen. **1 Min./Stufe 1** mischen.
- Nach unten schieben, Öl und Lanolin zugeben. **15 Min./80 Grad/Stufe 1** erhitzen. Im Mixtopf 30 Min. abkühlen lassen. Wiederholen.
- Kräuter ein drittes Mal **15 Min./80 Grad/Stufe 1** erhitzen, durch ein mit einem Passiertuch ausgelegtes Sieb filtern und in eine Flasche füllen.
- Mixtopf reinigen. 40 g des Ölauszugs, Hagebuttenkernöl und Bienenwachs **2,5 Min./80 Grad/Stufe 1,5** erhitzen. Auf 60 Grad abkühlen und ätherische Öle zugeben. **3 Sek./Stufe 1** verrühren. Umfüllen.

HALTBARKEIT: mind. 1 Jahr

ANWENDUNG: Bei Menstruations- und anderen Bauchkrämpfen, Darmkoliken und zur Geburtserleichterung. Sanft Bauch und Kreuzbein massieren.

Pflegebalsam

40 ml | 3 Min.

für den weiblichen Intimbereich

40 g Neurodermitis-Ölauszug (Seite 61) oder Ringelblumen-Ölauszug (Seite 63), 5 g Bienenwachs, 10 g Lanolin, 20 Tr. Propolis, 20 Tr. Meristem-Extrakt, 5 Tr. äth. Rosenöl, 5 Tr. äth. Zedernöl
AUSSERDEM:
40-ml-Einmachglas

- Ölauszug, Bienenwachs und Lanolin im Mixtopf **2,5 Min./80 Grad/Stufe 1** schmelzen.
- Propolis, Meristem-Extrakt und ätherische Öle hinzugeben **5 Sek./Stufe 1** verrühren.
- Zügig in das Einmachglas abfüllen und verschließen. Der Balsam ist gebrauchsfertig, sobald er abgekühlt ist.

HALTBARKEIT: in einem sterilen Glas mind. 1 Jahr

ANWENDUNG: Der Balsam hat feuchtigkeitsspendende und -bindende Eigenschaften. Er fördert die Ausheilung kleiner Risse und Wunden, stabilisiert das Immunsystem und hält das Gewebe flexibel. Geeignet zur Anwendung bei wechseljahrsbedingter trockener Vaginalschleimhaut, zur unterstützenden Behandlung bei Lichen sclerosus, zur Dammmassage am Ende der Schwangerschaft und bei Analfissuren. Bei Bedarf, wenn nötig nach jedem Toilettengang, vorsichtig auf die empfindlichen Bereiche auftragen.

Anhang

EMPFOHLENE BEZUGSQUELLEN

Kräuter: www.teemixer.de, www.meine-teemischung.de

Ätherische Öle: www.primaveralife.com, www.dragonspice.de

Salbenküche: www.dragonspice.de

Flaschen, Gefäße und Etiketten: www.rosa-heinz.de, www.flaschenland.de

Elektrisch aktiviertes Wasser: E.A.W.- Blue: Bernhard Schlecht UG, Tel.: 08395 9129800. Mindestbestellmenge: 10 l, SanaCid-Antikeimlösung bei Online-Apotheken

LIEBE LESERIN, LIEBER LESER,

hat Ihnen dieses Buch weitergeholfen? Für Anregungen, Kritik, aber auch für Lob sind wir offen. So können wir in Zukunft noch besser auf Ihre Wünsche eingehen. Schreiben Sie uns, denn Ihre Meinung zählt!

Ihr TRIAS Verlag

E-Mail-Leserservice
kundenservice@trias-verlag.de
Lektorat TRIAS Verlag
Postfach 30 05 04
70445 Stuttgart
Fax: 0711 89 31-748

REZEPT- UND ZUTATENVERZEICHNIS

G

H

I

J

K

L

Bibliografische Information der Deutschen Nationalbibliothek
Die Deutsche Nationalbibliothek verzeichnet diese Publikation in der Deutschen Nationalbibliografie; detaillierte bibliografische Daten sind im Internet über http://dnb.d-nb.de abrufbar.

Programmplanung: Uta Spieldiener
Redaktion: Bettina Snowdon, Hamburg
Bildredaktion: Christoph Frick, Nadja Giesbrecht

Layoutkonzeption: Gramisci Editorialdesign, München
Covergestaltung: CYCLUS Visuelle Kommunikation, Stuttgart

Bildnachweis:
Coverfoto und alle Rezeptfotos im Innenteil:
Meike Bergmann, Berlin
Foodstyling: Caroline Franke, Berlin

1. Auflage 2018

Printed in Germany

Satz und Repro: Fotosatz Buck, Kumhausen
gesetzt in: Adobe InDesign, CS6
Druck: AZ Druck und Datentechnik GmbH, Kempten

Gedruckt auf chlorfrei gebleichtem Papier

ISBN 978-3-432-10644-1 1 2 3 4 5 6

Auch erhältlich als E-Book:
eISBN (ePub) 978-3-432-10646-5

Wichtiger Hinweis: Wie jede Wissenschaft ist die Medizin ständigen Entwicklungen unterworfen. Forschung und klinische Erfahrung erweitern unsere Erkenntnisse. Ganz besonders gilt das für die Behandlung und die medikamentöse Therapie. Bei allen in diesem Werk erwähnten Dosierungen oder Applikationen, bei Rezepten und Übungsanleitungen, bei Empfehlungen und Tipps dürfen Sie darauf vertrauen: Autoren, Herausgeber und Verlag haben große Sorgfalt darauf verwandt, dass diese Angaben dem Wissensstand bei Fertigstellung des Werkes entsprechen. Rezepte werden gekocht und ausprobiert. Übungen und Übungsreihen haben sich in der Praxis erfolgreich bewährt.

Eine Garantie kann jedoch nicht übernommen werden. Eine Haftung des Autors, des Verlags oder seiner Beauftragten für Personen-, Sach- oder Vermögensschäden ist ausgeschlossen.

Geschützte Warennamen (Warenzeichen®) werden nicht besonders kenntlich gemacht. Aus dem Fehlen eines solchen Hinweises kann also nicht geschlossen werden, dass es sich um einen freien Warennamen handelt.

»Thermomix®« ist eine eingetragene Marke. Der Verlag unterhält keine rechtsgeschäftlichen Beziehungen zur Firma Vorwerk. Der Verlag trägt die alleinige Verantwortung für die Inhalte dieses Werks.

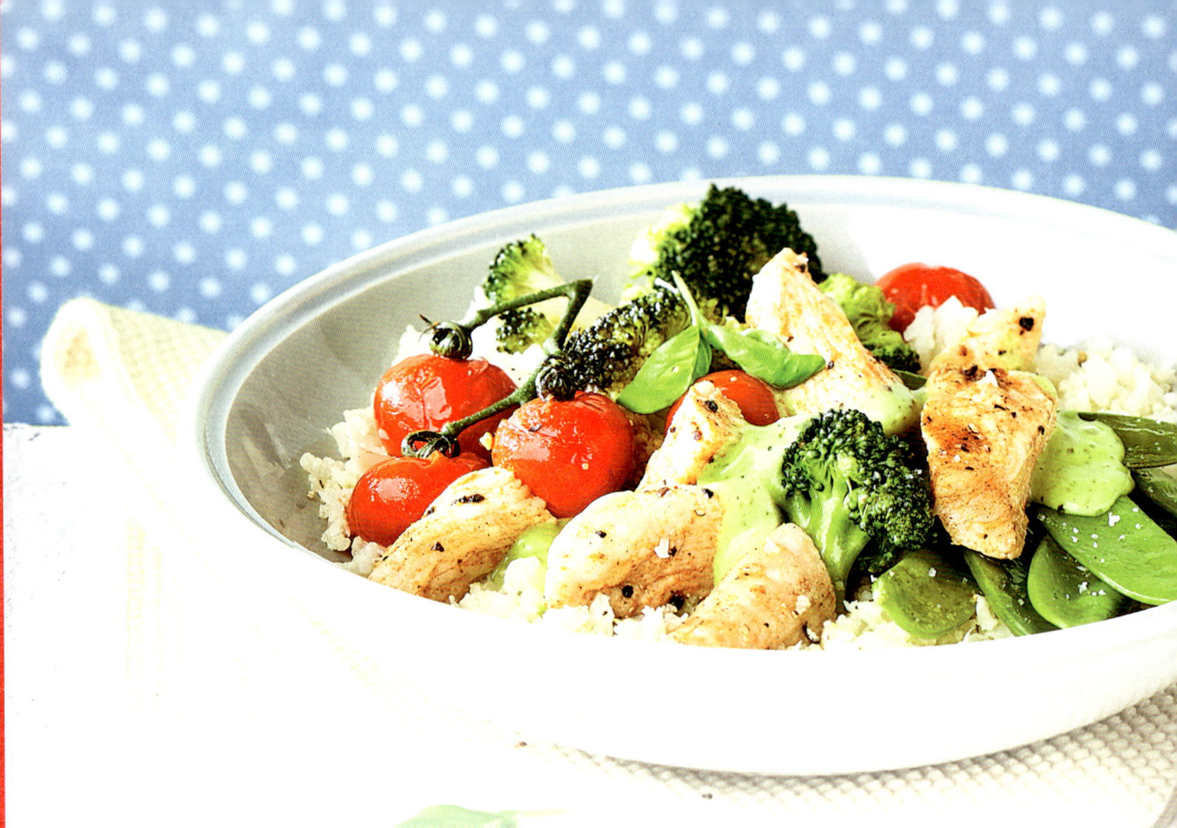

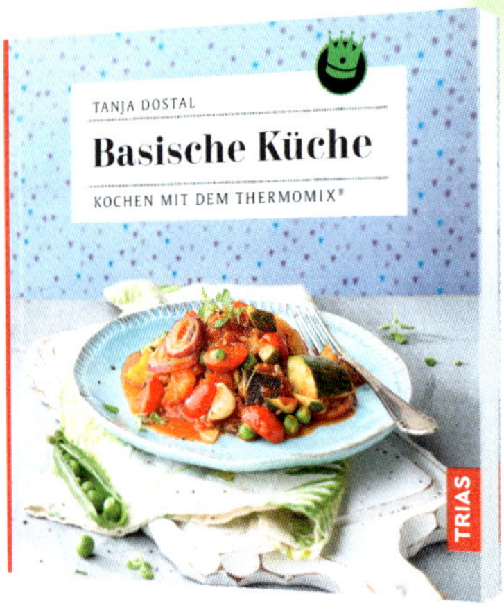

Tanja Dostal
Basische Küche –
Kochen mit dem Thermomix®
€ 19,99 [D] / € 20,60 [A]
ISBN 978-3-432-10635-9

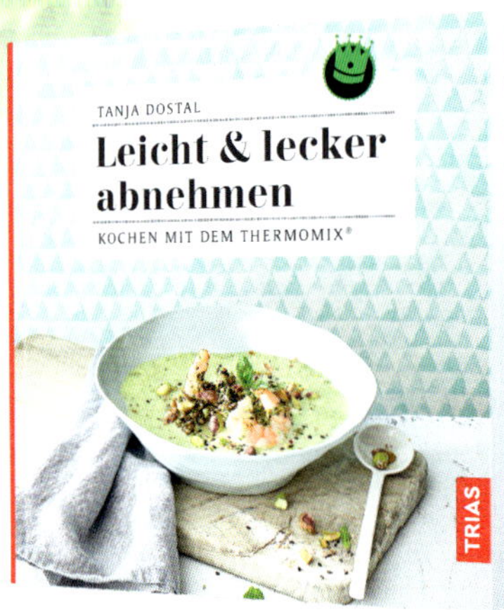

Tanja Dostal
Leicht & lecker abnehmen –
Kochen mit dem Thermomix®
€ 19,99 [D] / € 20,60 [A]
ISBN 978-3-432-10719-6

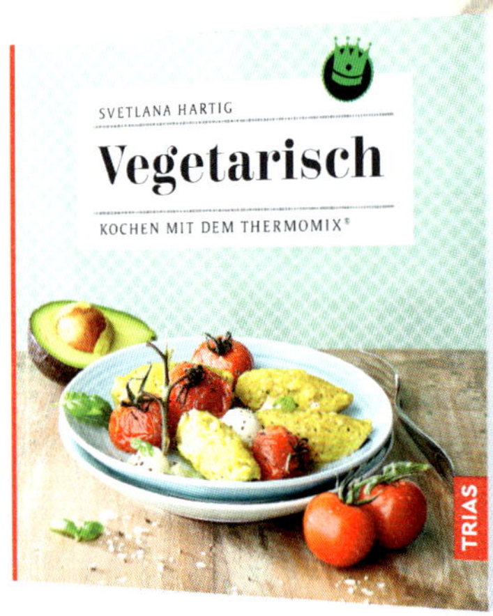

Svetlana Hartig
Vegetarisch –
Kochen mit dem Thermomix®
€ 19,99 [D] / € 20,60 [A]
ISBN 978-3-432-10723-3

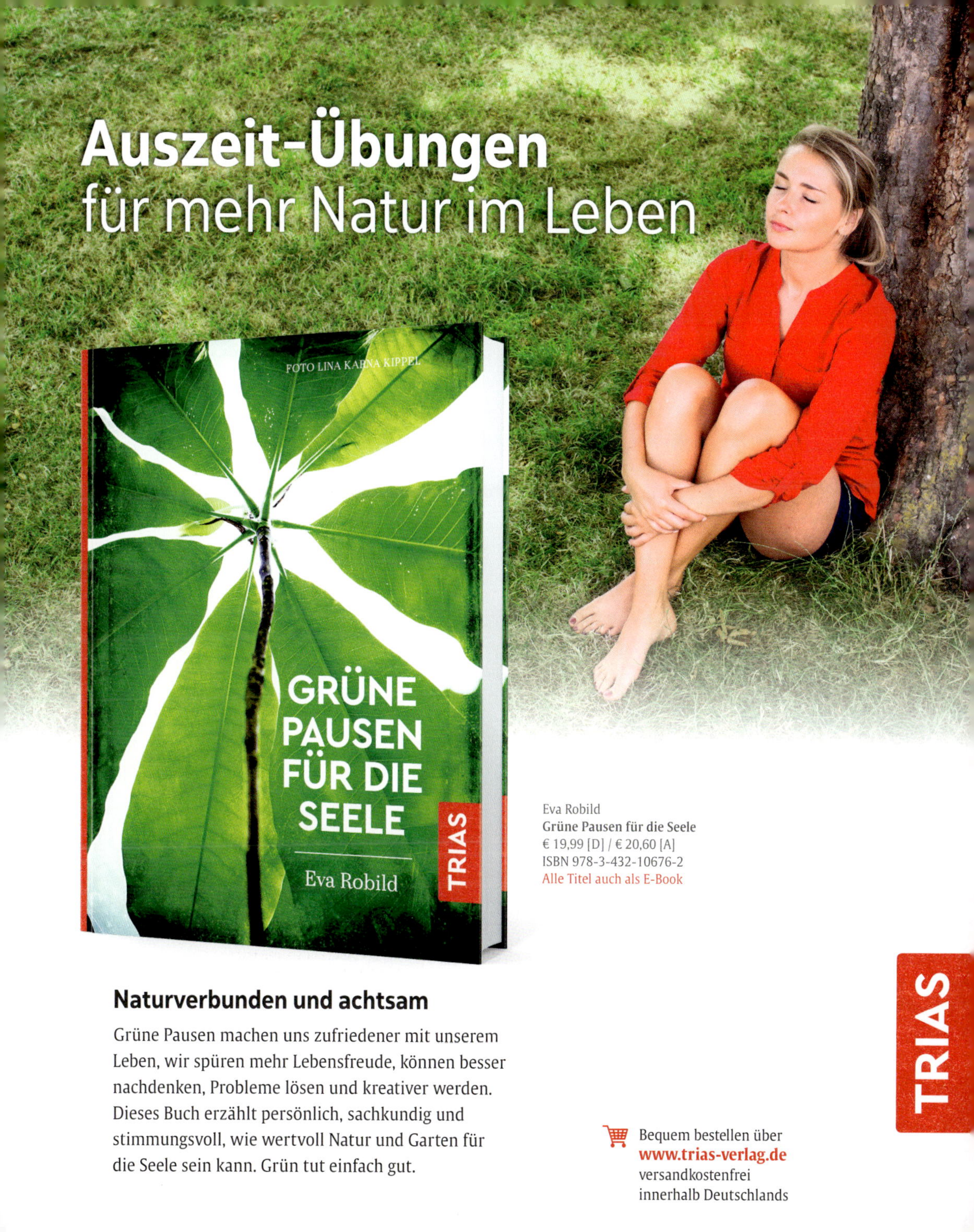
Auszeit-Übungen
für mehr Natur im Leben
FOTO LINA KARNA KIPPEL
GRÜNE PAUSEN FÜR DIE SEELE
Eva Robild
TRIAS
Eva Robild
Grüne Pausen für die Seele
€ 19,99 [D] / € 20,60 [A]
ISBN 978-3-432-10676-2
Alle Titel auch als E-Book
Naturverbunden und achtsam
Grüne Pausen machen uns zufriedener mit unserem Leben, wir spüren mehr Lebensfreude, können besser nachdenken, Probleme lösen und kreativer werden. Dieses Buch erzählt persönlich, sachkundig und stimmungsvoll, wie wertvoll Natur und Garten für die Seele sein kann. Grün tut einfach gut.
Bequem bestellen über
www.trias-verlag.de
versandkostenfrei
innerhalb Deutschlands
TRIAS